# 写给对生命充满好奇的你

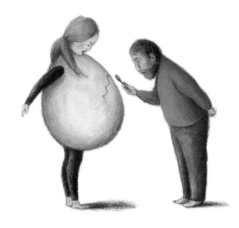

"生孩子好可怕！""当妈妈不会失去自我吗？""我为什么要有小孩？"……

此时此刻，"生孩子"对你来说，或许还是一场遥不可及的噩梦，"养孩子"在你听来，也许像是一块在自由之路上的绊脚石。你脑海中的"生育之旅"，被过来人的经验所填满，你仿佛被卡在了一条幽暗、荆棘丛生的小路上，摸不着方向。

那何不换一个视角，去看看更广阔世界中发生的趣事：你知道吗？在马来西亚，人们用椰子或鸡蛋来决定孩子的性别；在坦桑尼亚，超过一半的孕妇会吃用黏土做成的盘子和碗；而在危地马拉的玛雅文明中，妇女会坐在丈夫大腿上生孩子……

你会突然发现，孕妇原来是一个超人，她可以做一件任何工厂、机器人制造商、狂热科学家都无法办到的事情：造一个人，一个完整的人！这个人可以奔跑、大笑、跳跃、打斗、撒尿、写情书、唱歌、后悔、无聊、做白日梦、旅行、发明机器人……你也许还会突然发觉，生育这件事情貌似还挺有意思，在你看完世界各地的妈妈用不同方式书写的故事后……

在这本童话般的孕育之书中，没有任何主题是避讳的，比如性交、生孩子时的破膜、大小便失禁，再到母乳喂养、婴儿护理和取名字的意义，你会对闻所未闻的各色孕产文化和育儿经验感到惊叹不已。

这里没有任何高高在上、让你直打瞌睡的生理学解析，关于生育的一切讲述都会让你忍俊不禁："分娩时刻"只不过是急促的出生警报；"子宫收缩"其实是拳击手备战前的排练；"羊水破了"仅仅是因为婴儿的泳池开始漏水；"母乳"对宝宝来说就是打了高级奶油的巧克力布丁……

　　人的一生，随时都在变化，它的走向取决于所经历的事情和所遇到的人，没有人从一出生起就被安排好了一切。也许你正在计划孕育小宝宝，也许你并没有要成为母亲的打算，但这都不重要，我们只希望能通过这本轻松有趣的书，让你从困惑中抽离出来，换一个角度，去感受更大的世界，也许从中，你会对生育这件事有了不一样的体会。

　　人生漫长，不管在往后的日子里会有怎样的境遇，记得你自己本身，就是生命的一个奇迹。

　　愿你一路怀抱美好，无论有谁相伴左右。

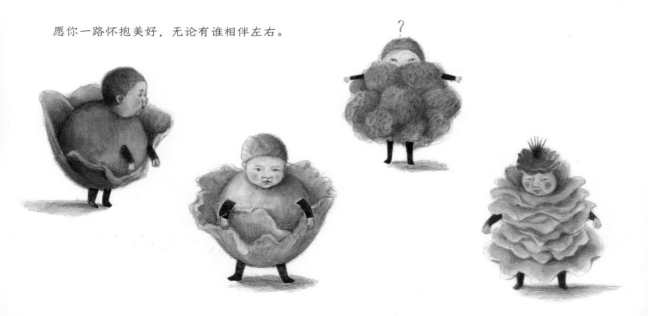

后浪出版公司

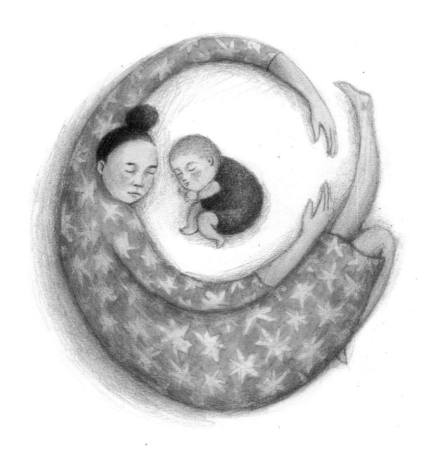

# 生命的奇迹

*Het boek van het leven*

〔荷〕洛特里·兹维格曼　著

〔比〕萨沙弗拉斯·迪布恩　绘

孟永文　译

四川人民出版社

图书在版编目（CIP）数据

生命的奇迹 / (荷) 洛特里·兹维格曼著；(比) 萨
沙弗拉斯·迪布恩绘；孟永文译 . -- 成都：四川人民
出版社，2021.2
ISBN 978-7-220-12071-8

Ⅰ.①生… Ⅱ.①洛…②萨… Ⅲ.①妊娠期
—妇幼保健—基本知识②分娩—基本知识③婴幼儿—哺育
—基本知识 Ⅳ.①R715.3②TS976.31
中国版本图书馆CIP数据核字(2020)第255553号

四川省版权局
著作权合同登记号
图字：21-2020-379

SHENGMING DE QIJI

# 生命的奇迹

| | |
|---|---|
| 著　　者 | ［荷］洛特里·兹维格曼 |
| 绘　　者 | ［比］萨沙弗拉斯·迪布恩 |
| 译　　者 | 孟永文 |
| 选题策划 | 后浪出版公司 |
| 出版统筹 | 吴兴元 |
| 编辑统筹 | 郝明慧 |
| 特约编辑 | 刘叶茹 |
| 责任编辑 | 熊　韵 |
| 装帧制造 | 墨白空间·张静涵 |
| 营销推广 | ONEBOOK |
| 出版发行 | 四川人民出版社（成都槐树街2号） |
| 网　　址 | http://www.scpph.com |
| E－mail | scrmcbs@sina.com |
| 印　　刷 | 天津图文方嘉印刷有限公司 |
| 成品尺寸 | 215mm×260mm |
| 印　　张 | 9 |
| 字　　数 | 130千 |
| 版　　次 | 2021年2月第1版 |
| 印　　次 | 2021年2月第1次 |
| 书　　号 | 978-7-220-12071-8 |
| 定　　价 | 88.00元 |

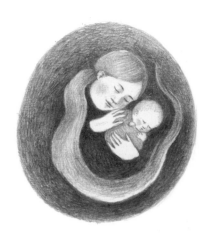

谢谢我的母亲和父亲，

让我来到了这个世界。

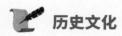历史文化

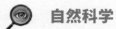自然科学

真相揭秘

# 目　录

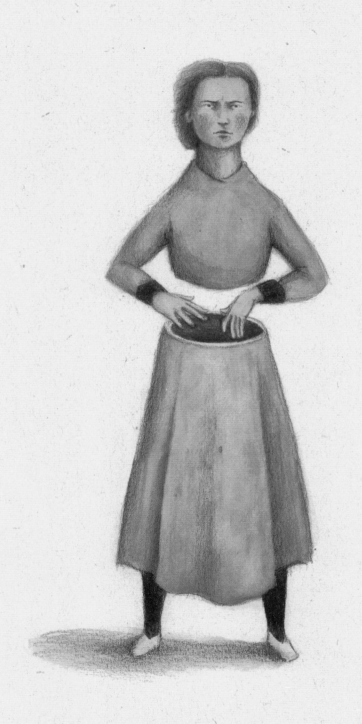

# 第一章　求子

**女人都会生孩子，对吧？**

当然，孩子是来自上天的礼物，一个意义非凡的礼物。

但对一个女人而言，孩子也不是说生就生的。在童话故事以及其他故事里，女人需要自己去寻找命中的孩子。但现实中又不是同一回事。首先，谁来做孩子的父亲呢？不论人类女人还是动物妈妈，她们在这方面都很挑剔。其次，如果命中的孩子不想来呢……到哪里找他去？

在这一章里，你会读到关于孩子由来的最为精彩的故事。

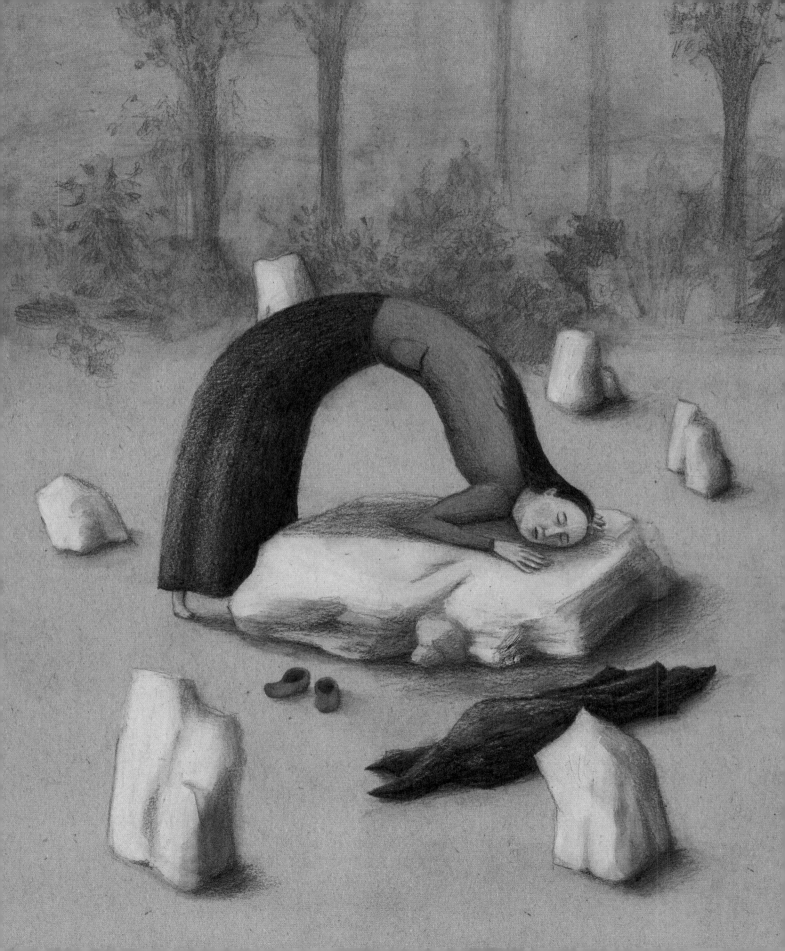

# 母之石

　　塞西莉亚轻轻地关上身后的门。夏夜里，连风儿都是暖暖的，村庄里漆黑一片，家家户户的灯都关上了。村民们躺在被窝里进入了梦乡，猪、牛、驴和鸡也都在各自的圈舍里安然入睡。静谧的暗夜里唯一醒着的只有猫头鹰和狐狸，以及天上的星星和新月。

　　塞西莉亚披着黑色外套，偷偷穿过种满豆子和生菜的菜园子。

　　"不要让任何人看到你。"老珍妮告诉过她，"不要让任何人知道你去哪里，否则，石头的力量就会消失。"

　　在这里，母之石是女人们的一个秘密。每个妈妈都知道这个秘密，但大家都闭口不提。只有珍妮这样的老女人才会谈起它。

　　塞西莉亚把两只木屐提在手中，小跑着穿过村庄的街道，穿过面包店和磨坊，穿过村里生了9个孩子的医生的房屋，穿过教堂和牧师的住处。这个时候，她的行动尤其不能让牧师听到！

　　"如果想要孩子，就向圣母玛利亚祈祷。"牧师曾建议她，"圣母玛利亚会帮助所有的女人。"

　　但塞西莉亚在教堂里的圣母雕像前祈祷了无数次，肚子里依然没有任何动静。

　　塞西莉亚战战兢兢地跑过教区和墓地。坟墓里埋着的是塞巴斯蒂安的父亲约瑟夫，上周四才下葬的。

　　葬礼之后，老珍妮找到她，在她耳边悄悄地说："现在是时候去找母之石了。有人死去就有人新生。如果怀了孩子，你就给他取名约瑟夫。"

　　塞西莉亚心想，埋葬实际上像是播种，就像菜园子里的种子被埋在泥土里。在大地深处，种子变成了植物，生根，发芽，长出绿色的叶子。

　　人死后会变成什么呢？会像牧师说的那样，变成天堂的天使或者地狱的幽魂？还是如珍妮所说，老约瑟夫会变成小约瑟夫，成为她肚子里的胎儿？

　　塞西莉亚来到了村庄最后一栋房屋附近。在

她前面有一片满是石头的田地。白天人们会把绵羊和鹅放养到这里，但到了晚上，这里看起来了无生机。

石头生长于地面，但没有像植物一样的枝叶。村里有些人说，这些石头是从一个仙女的口袋里掉下来的，塞巴斯蒂安却说它们是从大地深处长出来的，就像他在犁地时看到的石头一样。

这里最大的那块石头就是母之石。它在这片石头的中央，看起来像一张大石床。在母之石的孔洞和缝隙中插满了编织针，那是想要嫁人的姑娘们留下的。但母之石也能帮助已经结婚的女人。

塞西莉亚把外套脱下来，放在草地上。她伸出一根指头去摸母之石，刚刚碰触到就迅速缩了回来。母之石很温暖，就像一个人的身体一样。整个白天太阳都在暖暖地照射着这块石头，所以，现在在月光下，它依然很温暖，就像塞巴斯蒂安睡在她身边一样。

塞西莉亚犹豫了一下。她可以选择回家，回到被窝里。也许，她可以再到圣母玛利亚的面前祈祷一次，希望这次能求来一个婴儿。

无论她和塞巴斯蒂安在被窝里亲热了多少次，塞西莉亚的肚子始终平平如也。"没有孩子的女人是什么？"村里的女人七嘴八舌地说，"一片荒地！就像行尸走肉一样，没有生机！"

想到这些，塞西莉亚提起裙子，爬到石头上面，伸展着身体躺了下来。她必须在这个坚硬的石床上睡一晚上。她紧闭双眸，耳朵贴在石面上。她听着自己的心跳声，还有另一个柔和的声音，可能来自她的耳朵，也可能来自石头本身。

如果真如塞巴斯蒂安所说，这些石头是从大地里生长出来的，也许它们也和树木一样有根。谁知道呢？或许它们的根在大地里延伸得很深远，一直到整个村庄下面。在那里，所有消失于地面的东西都会被这些根吸收，包括下葬的死者。

塞西莉亚心想，那样的话，人死后就到不了天堂或地狱，而是在石头里。

尽管母之石很温暖，但塞西莉亚还是情不自禁地瑟瑟发抖。她在脑海里看到很多小小的、脸上长有皱纹的婴儿从石缝里爬了出来，它们都是曾经死去的老人。

她双手合十放到了肚子上面，开始向圣母玛利亚祈祷。天空中，蝙蝠在月光下四处翻飞，捕捉着飞蛾。星星缓慢地移动着，比钟表上的时针还慢。这是一个漫长的夜晚。塞西莉亚有时觉得自己睡着了，有时又梦见自己醒来。母之石在她的耳边喃喃低语，她每醒来一次，石头就变得更冷一分，更硬一分。清晨到来的时候，她的裙子都被露水打湿了。

塞西莉亚伸手抓了一下肚子。睡了一晚有什么改变吗？

她觉得身体里似乎有一个小小的、沉甸甸的东西，一个像母之石一样神秘的东西。那会是一个美丽的婴儿吗？

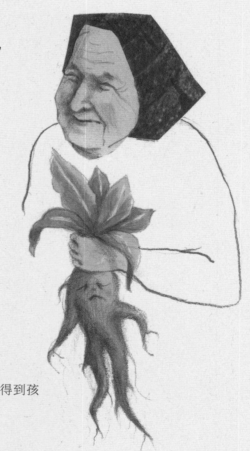

塞西莉亚站起身来。她必须在鸡鸣之前返回村庄。她穿上外套和木屐，头也不回地往回跑。

在村子外围，有个房间的百叶窗内亮起了灯光。老珍妮手提着一盏灯来到了屋外。她跪在花园的香草丛里，空手挖出了一个像戴着绿色假发的植物。这个植物的根长得像人的肚子，两条细腿一样的根须在叶子下面摇晃。

"啊哈，塞西莉亚，早上好。"她站起身来，微笑着，"昨晚睡得好吗？"

塞西莉亚没有回答。她看了看老珍妮手中的植物，长得就像从地里挖出来的孩子一样。

"你现在知道了女人的秘密。知道了我们从哪里能得到孩子。"老珍妮用满是泥土的手指捏了一下她的脸颊。

"现在快回到塞巴斯蒂安身边吧，趁他还没醒来。"

塞西莉亚点了点头。她飞快地向家里跑，就像躲避身后追踪的幽灵一样。这个清晨，她的肚子里有了一个秘密，而塞巴斯蒂安对此一无所知。

塞西莉亚绝对不会跟任何人提起这个秘密。

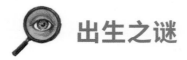 # 出生之谜

关于出生之谜的解释，最早应该是"鸟类和蜜蜂"（西方父母讲给孩子的故事）以及"细胞和卵"。如果小时候你曾问过父母婴儿是怎么来的，那你可能听过这个故事，或者类似的版本。

不过，本篇要讲的是个真实故事，绝非"小孩子是大鹳带来的"这类老婆婆们的口头神话。但，这个故事并不完整。事实远比这个复杂，也更加神奇。

每个女孩生来体内就有 200 万个微小的卵原细胞。那么，她可以生 200 万个婴儿吗？不会，因为女孩从 7 岁到 12 岁开始，每个月只有一个卵细胞成熟。这个卵细胞从卵巢（卵原细胞孕育之地）开始，一直游到子宫里。如果中途碰到了精子，它们就会融合成为一个新细胞。这个细胞就是新生命的开始。但是，这个精子必须先找到卵细胞，而且必须比其他精子游动得更快。

毕竟，一开始共有 2.5 亿个精子参与这场探索之旅。这么多的精子通常来自男子一次性高潮所产生的精液。这些精子必须移动 10 厘米才能与卵细胞相遇。这似乎一点儿也不遥远，但你要知道，一个精子只有 50 微米长（1 微米等于 0.001 毫米），这个距离无异于一次世界旅行。

幸运的是，每个精子都有一条"小尾巴"，可以游到女性子宫里，直到与卵细胞会合。这条小尾巴使得精子看起来很像蝌蚪。安东尼·范·吕文霍克是第一位通过显微镜观察到精细胞的科学家，他称之为"种子动物"。

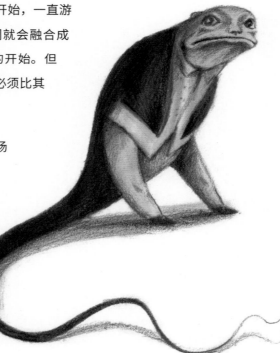

所有精子争先恐后地向卵细胞靠近，但这场旅途不仅漫长，还危险重重，因为人体内有一些特殊细胞专门攻击来自外界的陌生物质。不管是流感病毒、一块腐肉还是移植的肾脏，一旦进入体内，警报立刻响起，人体的"士兵"——白细胞及其产生的抗体——马上对这些敌人发起攻击。

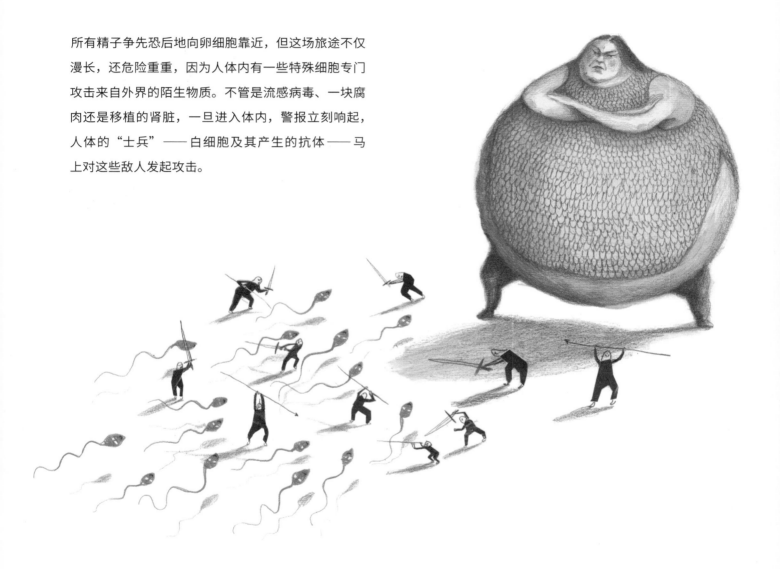

精子也会遭到同样的攻击。在与子宫内的免疫细胞斗争结束后，最初的 2.5 亿个精子只有约 300 个存活下来。接着，它们还有 3 天时间寻找卵细胞，因为精子无法存活更久。而卵细胞只能存活约 24 小时。如果

精子最终找到了卵细胞，并不意味着双方一见钟情。卵细胞外面包裹着一层保护膜，看上去和蛋壳类似，不过是由胶质构成的。只有一个精子能够成功突破这层保护膜，它就是那个唯一的白马王子。

这听起来像是一个浪漫童话的圆满结局，但这实际上仅仅是个开始。要想长期且快乐地存活，受精卵必须找到一个可以安全生长的地方。这个地方就在子宫内膜上，也就是子宫的最内层，很厚实而且营养丰富。只有受精卵成功地在子宫内膜上着床，女人才会真正怀孕，它的发生概率只有 1/4。

**所以……**

**总结一下……**

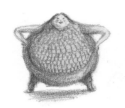

200 万个卵细胞……
每个月只有一个卵细胞成熟……

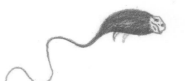

2.5 亿个精子细胞……
需要经历一场漫长且危险的旅程……

无数全副武装的免疫细胞发起攻击……
只有一个精子能够成功与卵细胞结合……

只有 1/4 的受精卵能够发育成一个胎儿……

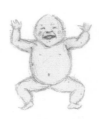

**你的存在就是一个奇迹！**

# 几乎每种生物都有性行为，为什么？

人类有性行为，大象有性行为，鲸也一样，还有瓢虫、旅鼠、鬈毛狗、箭毒蛙、臭虫、蝎子……

**"好吧，好吧，打住！我根本不想知道蝎子是怎么做到的！"**

**"真的吗？蝎子会非常非常非常小心……哈哈，开玩笑。"**

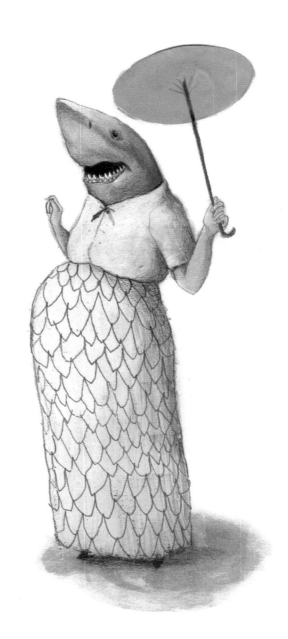

**我能告诉你有些动物从来都没有性行为吗？或者几乎没有？**

这类动物确实存在。比如，锤头鲨。自然界有雌、雄两种锤头鲨，但实际上，雌性锤头鲨并不需要雄性锤头鲨。

在内布拉斯加州，有个动物园水族馆里的一头锤头鲨突然怀孕了。但神奇的是，那里并没有雄性锤头鲨。

饲养员想，也许在被捕之前，这头雌性锤头鲨曾在大海中发生过性行为，因为雌性鲨鱼可以将精子储存在体内很长一段时间。但当科学家研究了小鲨鱼后，发现它们竟然都是母亲的复制品。它们都是健康的小鲨鱼姑娘，从头到尾都和母亲一模一样。完全是女性的力量啊！

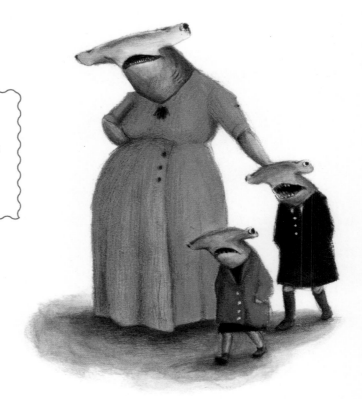

**💡 怀孕的鲨鱼？**

鲨鱼是一种鱼，鱼类是卵生的。所以，实际上并不能说鲨鱼怀孕。不过，有些鲨鱼是"胎生的"，因为它们的卵是从腹部排出来的。

还有其他动物也可以进行无性繁殖。比如，你可能好奇过，花园的玫瑰上怎么忽然之间爬满了蚜虫？因为雌性蚜虫也可以和锤头鲨一样进行自我复制。就像一台蚜虫复印机，只需按一下启动按钮，1只，2只，50只，100只……

蚜虫也可以通过交配繁殖，但无性繁殖来得更快，也省去了很多麻烦。如果雌性蚜虫想要产崽，它可以去找雄性蚜虫。雄性蚜虫不必为了雌性蚜虫而互相争斗，而且交配时不需要像跳蛛那样冒着生命危险。为了求偶，雄性跳蛛必须冒着被竞争对手吃掉的危险，围绕着雌性跳蛛跳舞，样子活像8只脚的迈克尔·杰克逊。

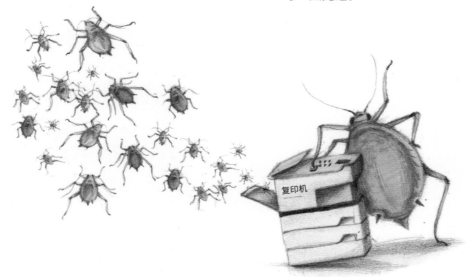

复印机

### 那么……为何不是所有生物都无性繁殖呢？

简单地说，对于人类和大多数动物来说，交配时的感觉很好。有时候，狮子一天之内可以交配 100 次，就是因为感觉太好了。

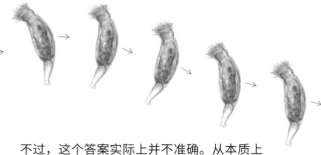

不过，这个答案实际上并不准确。从本质上来说，交配带来的美好体验只是诱饵。因为感觉很好，动物们才会喜欢，才会有规律地交配。大自然希望我们这么做，但目的何在呢？

当你了解一种从未发生过性行为的动物——轮虫——之后，一切就会变得清晰。这里的"从未"指的是：4000 万年里大概从来没有。

再读一下这个时间，加深印象：

**4000 万年**

那么，轮虫为什么没有灭绝呢？相信你已经有答案了：轮虫可以自我复制，并且做得很成功。即使轮虫非常小，只能在显微镜下才看得到，但它们无所不在。打开窗户，几只轮虫可能已被吹到了窗台上。运气好点的话（或有点倒霉的话），有十几只轮虫已经在你鞋底下了。

在显微镜下，轮虫看起来像一个充满气的、封闭的袜子木偶，嘴边长了一圈"毛发"，像雷达一样转动着。虽然生得不美丽，但活得很成功。它们一个又一个地复制，以自己的模样生存了超过 4000 万年。

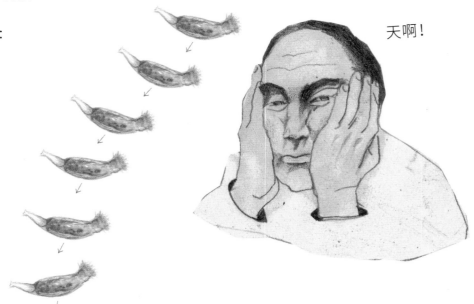

天啊！

等等……

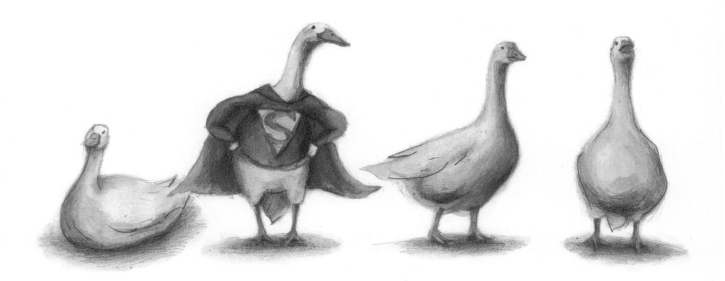

对于轮虫来说，好消息也就这么多了。

因为一旦真菌、细菌或病菌出现在这种万年不变的动物附近，情况会迅速变糟。

这些真菌、细菌或病菌已成功试过如何把轮虫放倒。而轮虫呢……似乎没有什么对策。

**以下就是为何要交配的真正答案：**

如果动物发生性行为，它们的后代就不会和自己完全一样。第一只幼崽可能身披和爸爸一样的条纹皮毛，第二只幼崽有和妈妈一样的爪子，第三只幼崽长着和祖父一样的白色胡须……每个后代都是融合着不同特征的全新个体。而且，不仅外在，内在也是如此。有的动物活泼好奇，有的则含蓄羞涩，有的视力极佳，有的则天生色盲。

有时，新生幼崽会带有某种特殊的超能力：比如，它感染了某种病毒但不会生病。这只幼崽就比其他幼崽有更好的生存机会。因此，它的后代有更多可能会继承这种特殊能力。

这就是有性繁殖的巨大优势：每次新生的动物都与其他动物略有不同，这使得病菌更难将其杀死。有时，偶然的情况下，某个动物可以完全抵抗病菌，具有免疫力。

而在 4000 万年间有着自我复制传统的轮虫则没有这种可能性。

那么，它们完全无法保护自己吗？值得庆幸的是，并非如此，否则早在 100 万年前，轮虫就从地球上消失了。如果在某个地方爆发了某种疾病，健康的轮虫就会随风飘走，飘到一个远离这种疾病的地方。但对于人类（当然，大象和鲸也一样）来说，这是不可能的事。

**这就是我们发生性行为的原因。**

## 为何挑剔的雌性占主导地位？

两个骑士正在进行殊死决斗，胜利者会牵起公主的手，从此过上幸福的生活。这是很多骑士童话和骑士电影中的情节，而在自然界，动物们的行为如出一辙。

秋天的野外，两头麝牛用头进行激烈的对撞，刹那间发出巨大声响：砰！砰！……直到决出胜负。胜利者可以得到不止一头母牛，而是一整群母牛。西方松鸡通过歌唱比赛来互相争斗，似乎谁的声音最大谁就是胜利方。而雄性知更鸟则会对所有长着红色簇毛的东西发起攻击。

而女士们呢？她们站在一旁观看，咯咯笑着，乐此不疲。最终把她们的手（或爪子）交给胜利者。

科学家们（并非偶然，通常也是男性）曾认为这是自然的安排。雌性没有太多选择，是雄性控制着全局。但实际呢……嘿……是挑剔的雌性占主导地位。

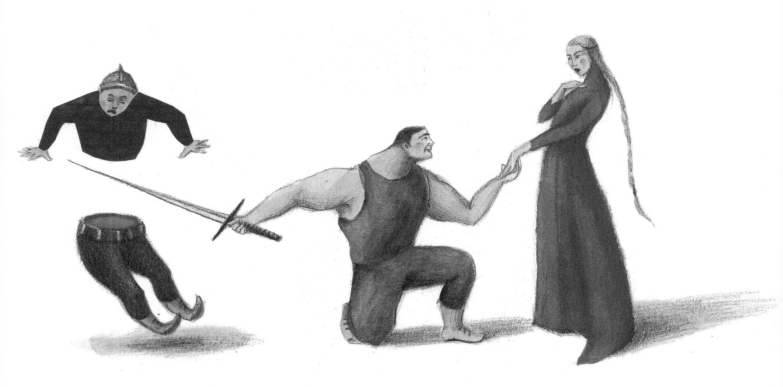

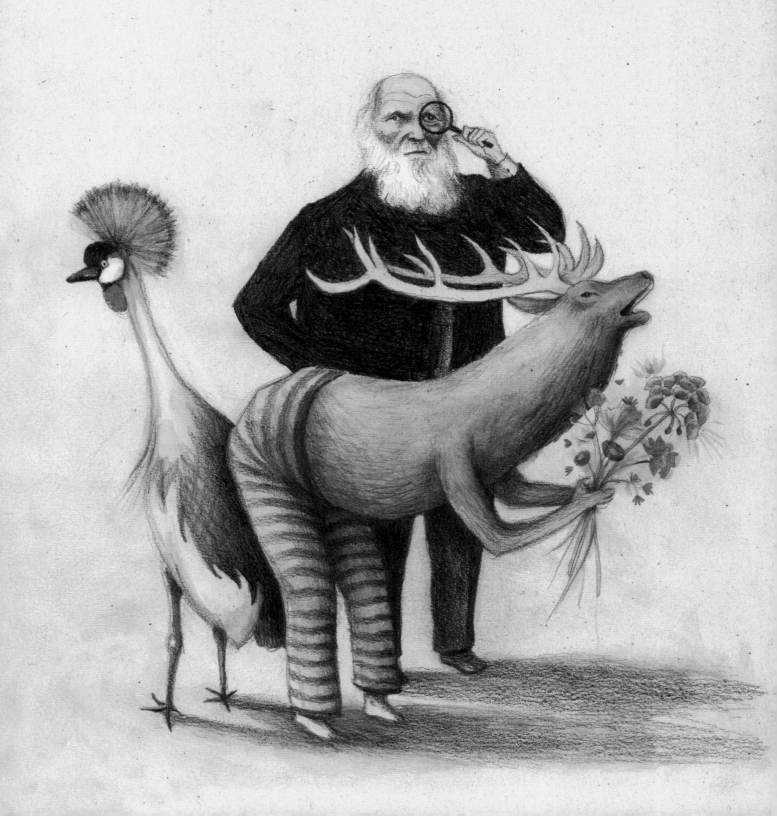

最先表示怀疑的科学家之一是查尔斯·达尔文。他是你可能听过的世界上众多聪明人中的一位，即使你无法理解为什么他那么聪明。其他人包括爱因斯坦、亚里士多德、居里夫人。

查尔斯·达尔文思考过这些问题：为什么动物们千姿百态？为什么北极熊是白色的？为什么鹿头上长角？为什么老虎身上有花纹？为什么孔雀的尾巴那么长？

这一切都是上帝的旨意吗？达尔文并不真正相信。他提出的理论是：动物们之所以千姿百态，是为了更好地适应它们生存了数千年、数百万年的世界。唯有最适应环境的才能更好地生存下去。正因如此，身在北极的北极熊全身披着厚厚的白毛，而印度丛林里的老虎则依靠身上的花纹来伪装自己。

但有个问题一直困扰着达尔文，如果只是为了适应环境，为什么要那么奢侈，那么夸张呢？鹿头上长着巨大的角，真的有必要吗？孔雀拖着色彩斑斓的长尾巴，对于生存又有什么帮助呢？老虎只要一脚踩在上面，就可以轻易地把它吃掉。

达尔文想，如果那些美丽的尾巴和坚硬的鹿角不是武器，而只是装饰呢？昔日的骑士可不只有长矛和长剑，头盔上还插着五颜六色的羽毛来吸引公主的注意。

雄孔雀和雄鹿之所以有这样的外表，会不会只是为了取悦雌性？也许它们正是凭借华丽的尾巴和可笑的大角而脱颖而出。雌性选择了胜利者，而只有最受雌性喜欢的雄性才得以繁殖。结果是，更多的雄性有了那种让雌性无法抗拒的尾巴和鹿角。

如果真是如此，那么，挑剔的雌性才是自然界的主宰。

"荒谬！"达尔文的同行们嘲笑道，"雌性坐在家里做着绣花枕头。或者……不是……呃……我们的意思是，她们待在巢里，养护幼崽。"

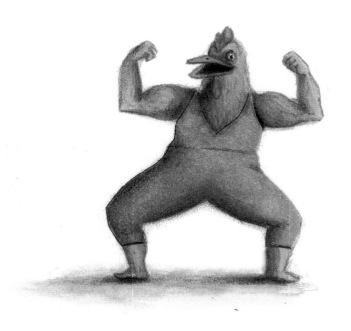

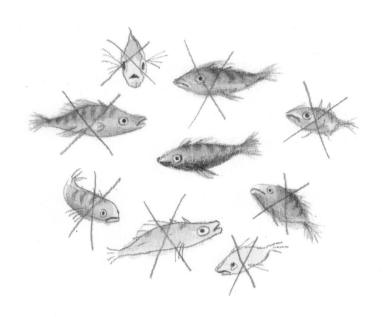

但是，后来的科学家们（包括女性科学家）证明达尔文是对的。举个例子：雌性刺鱼喜爱有着鲜红色腹部的雄性刺鱼。不是水玫瑰红，不是软橙色，都不是，而是尽可能的鲜红色。

鲜红色雄性刺鱼表示：我是一条健康的刺鱼。我没有任何疾病，也没有肠道寄生虫，这些统统没有。我可以尽我所能把腹部变红，而且是夸张的、过度的、完全没必要的鲜红色！

但是雌性动物们不只看重表面，尤其是对于将来需要一起看护幼崽的动物物种来说，雄性不仅要健康，还要有爱心。这就是雌性索要礼物的原因。

"亲爱的，你先送我一只漂亮的蟋蟀。"灰色大伯劳鸟的夫人说。

"哇，我们窝里有了第一颗鹅卵石！你真贴心，亲爱的！"母企鹅大喊道。

因为对她们好的雄性将来一定会对幼崽好。

因此，雌性动物在挑选未来幼崽的父亲时非常挑剔。只有最好、最漂亮、最有趣、最贴心的雄性才有机会，而并非总是好斗的勇士……

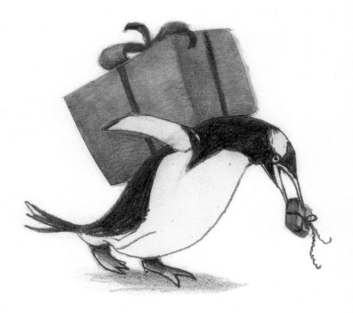

这只雌性寒鸦正在寻找生活伴侣，将来一起筑巢，但她尚未做出选择。你能帮她参谋一下吗？

我是这样的：

○ 聪明

○ 专横（作为我的男人，你必须听我指挥！）

○ 忠贞（唯有死亡才能把我们分开！）

○ 寒鸦族群女王（所以我不会从族群底层随便找一个家伙！）

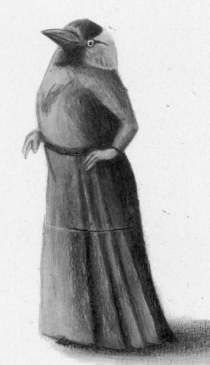

我要找的伴侣必须符合以下条件：

○ 是一个好的筑巢工

○ 能为我和我的孩子找到最美味的食物

○ 永远忠诚于我

○ 永远拥护我（我也会拥护他）

○ 会用他的喙为我整理羽毛

寒鸦杰奎琳

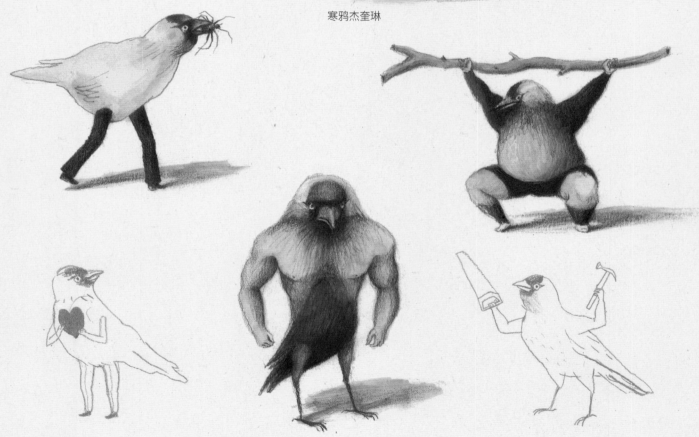

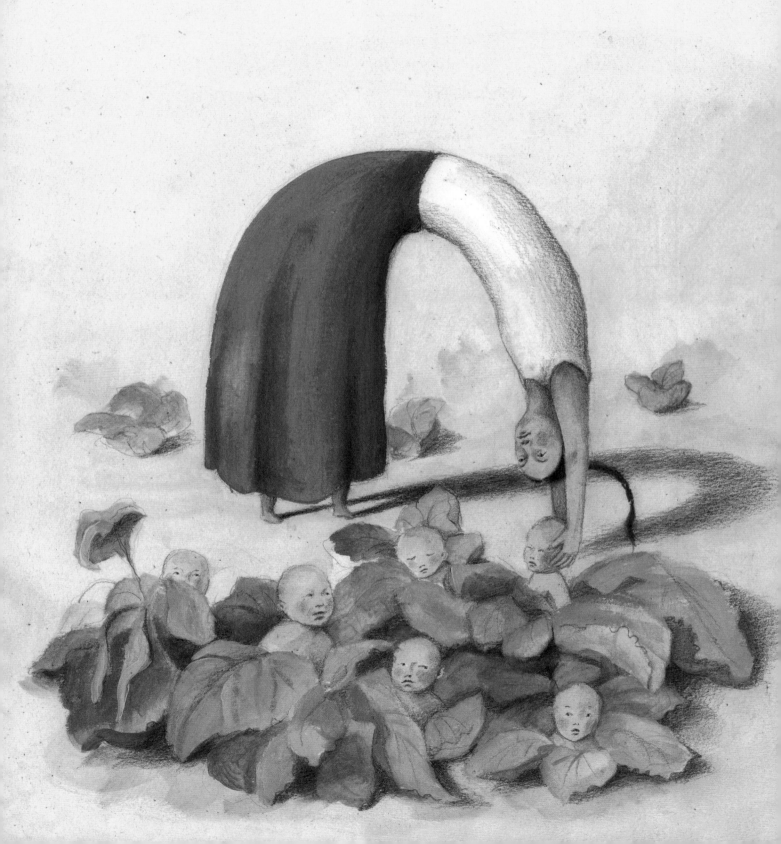

# 孩子是从哪里来的？

你可以咨询古希腊哲学家亚里士多德任何问题。早在公元前 4 世纪，他已经可以告诉你地球是圆的，也会告诫你想要更好地了解周围世界，不仅要动脑思考，还要用眼睛观察。（这一点很特别，因为当时很多哲学家认为依靠逻辑思维就足够了。）所以，记得仔细观察喔！

亚里士多德自己也是这么做的。例如，他通过每天敲开一颗鸡蛋并记录其中的胚胎是否已长出脚、翅膀或羽毛，来了解小鸡的孵化过程。

不过，关于女性腹中的胎儿，亚里士多德发表过一些荒诞的观点。据他说，女人是用血液来制造胎儿的。她们将血液集中在肚子里，如果没有怀孕的话，每个月血就会流出来一次。男人则通过输送精液确保女人肚子里的血液不会变成不成形的血块，而会长出胳膊、腿、躯干和脑袋，并逐渐有了人形。

可以这么说，在亚里士多德看来，男人和女人合作生孩子，就像磨坊工人和面包师一起烤面包一样。磨坊工人提供面粉，面包师将其揉成面包，放到子宫里烘烤，直到 9 个月后"成形"。

如今，你可以嘲笑亚里士多德的荒诞想法，但事实上很多事情他不可能了解。女人子宫里发生的事情是看不见的（毕竟，无法打开孕妇的肚子去观察），直到发明了显微镜后，科学家才得以研究卵细胞和精子。

因此，在过去，由于无法看到新生命的形成过程，人们往往会给出自己的解释，不管这些解释听起来有多怪诞，但实际上都是合乎逻辑的。

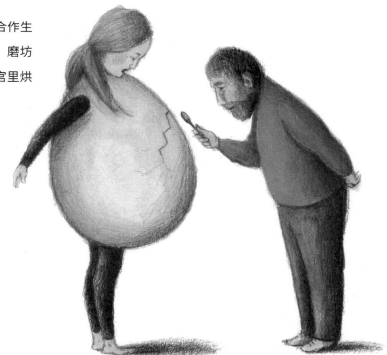

**你可能听过如下这种说法：**

**"婴儿是从甘蓝里长出来的。"**

"是的，没错。"但你可能马上大嚷道，"这哪有什么逻辑？"

你说得对，对我们来说这个说法很荒谬。但对于生活在像塞西莉亚所在的土地上的人们来说，情况就不同了。他们在村庄周围的田地上播种，然后用土壤和肥料覆盖。种子从黑暗的大地深处破土而出，长成各类植物：小莴苣、谷物幼芽、胡萝卜和甜菜。土地像母亲一样给予人们食物。这就是为什么他们愿意相信自己是从所生存的土地中出生的。如果他们死了，不是被"埋葬"，而是被"播种"到土地里，之后再变成新生儿回来，比如，通过一块深深扎根于土地中的古老石头，就像故事里的母之石。

这种信仰如此古老，以至于早在 18 世纪都没有人知道它来自何处。在法国、俄罗斯和爱沙尼亚等国家，只有像珍妮这样的草药师才相信。学者们称之为迷信，教会也反对这种观点。在 20 世纪初，几乎没有人再听过有关孩子从土地中出生的故事了，只有母亲在打发好奇的孩子时，才可能讲起这些故事。

**"孩子从哪里来？当然是从甘蓝里长出来的，你这个多管闲事的小鬼！去花园里看看吧！"**

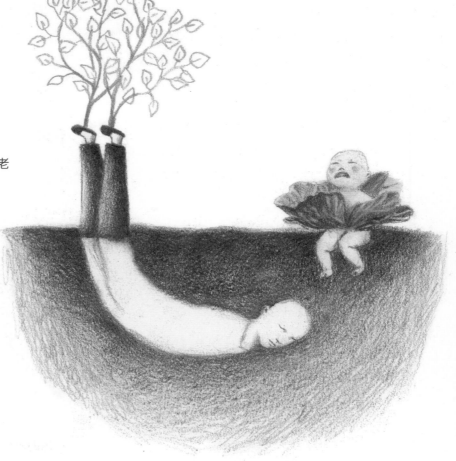

母亲会告诉他们，红色甘蓝会长出男孩，白色甘蓝会长出女孩。至于羽衣甘蓝，长出男孩或女孩都有可能，只能拭目以待。而从昂贵的观赏甘蓝（只能看，不能吃）中出生的则是王子和公主。

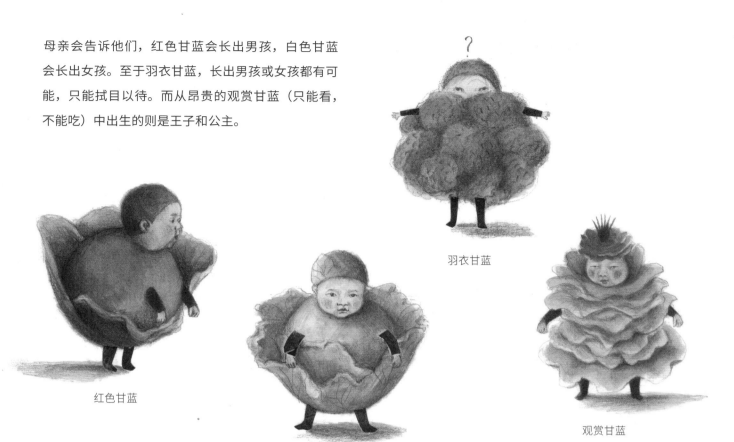

羽衣甘蓝

红色甘蓝

白色甘蓝

观赏甘蓝

**应付好奇孩子的更多答案：**

**"孩子是从树上摘下来的。"**

中世纪时期，在荷兰的沃尔维克地区，罪犯会被绞刑架绞死。而在更早的时候，小孩子会被挂在树枝上，他们都等待着母亲来摘取，大声喊着："选我，选我！我每天都会很乖！"

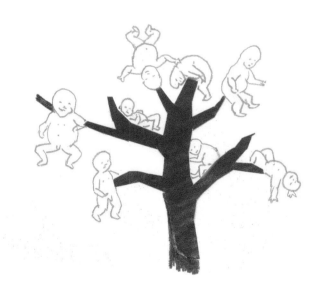

在荷兰的其他地方，孩子也是从树上长出来的。在乌得勒支，有个修道院花园里长着一棵孩子树，而在哈勒姆，母亲会从一棵空心榆树上得到自己的孩子。

### "从奥美尔—柏美尔石上购买孩子。"

在荷兰乌尔克渔村的海岸附近，有块大石头矗立在艾瑟尔湖里，它就是奥美尔–柏美尔石。如果当地男人想当爸爸了，就会划船到石头上去取自己的孩子，但必须付费才行，因为这块石头从不提供免费服务。由于父亲们都偏爱儿子，所以男孩的价格是女孩的两倍。儿子可以和自己一起乘船出海，而女儿只能待在家里陪妈妈。

### "你是医生带来的，就装在他的大箱子里。"

这是个更现代的说辞。医生来家里的时候，通常会随身携带一个大行医箱，里面装有各种工具：听诊器、温度计、耳镜等，再加个婴儿也正好放得下！

有些孩子相信了这个故事，就跟着医生在村子里面转来转去，想看他会把婴儿带去哪里。

"去威廉斯爷爷那里吗？
但他已经 80 岁了啊？？？"

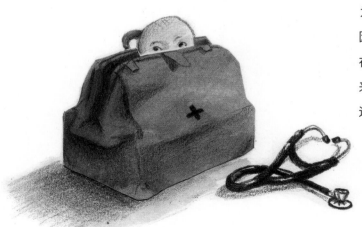

### "孩子是坐着婴儿船来的。"

在佛兰德小镇穆尔泽克，如果家里的婴儿床准备好了，婴儿船就会开到小镇来。你能远远地看出船上带来的是个弟弟还是妹妹。如果船上的烟囱是黑色的，则载来的都是男孩，如果烟囱是白色的，则都是女孩。

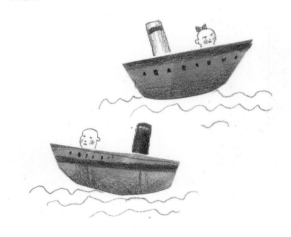

### "很快一只大鹳会给你带来一个新弟弟。"

这个寓言最有名，但并不是最古老的。这个故事最早源于德国，直到 18 世纪才传到其他地方。

为什么带孩子来的一定是大鹳，而非苍鹭或银鸥呢？因为鹳是一种吉祥的象征，仅此而已！如果有一只鹳在你家屋顶筑巢，你家一年都会很走运。如果大鹳带来一个圆嘟嘟、粉嫩嫩的新宝宝，那么这一定是个幸运儿。

此外，大鹳的故事还有另一种说法可以打发好奇的
孩子。

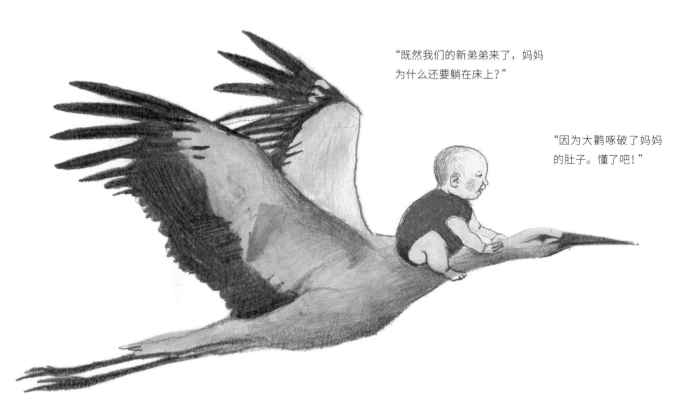

"既然我们的新弟弟来了，妈妈
为什么还要躺在床上？"

"因为大鹳啄破了妈妈
的肚子。懂了吧！"

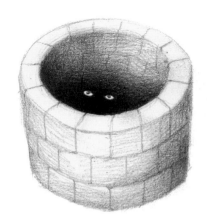

**"孩子从哪里来？他们来自黑暗的地下王
国。现在快去睡觉吧！"**

这个古老的故事再次浮出水面，或者说浮出地面：孩
子是从地下幽深的洞穴中出生的。

在列日矿区，孩子们出生于矿井中；在皮尔默伦德，
孩子们出生于水井中；此外，在房屋下面的地窖中也
能发现孩子的踪影：他们就在煤炭存放处（供冬季取
暖）藏着。

## 青蛙和蟾蜍与孩子有什么关系？

在童话故事里，青蛙偶尔会变身为英俊的王子，但在古老的医学书籍中，青蛙被赋予了更多传奇色彩。亚里士多德时代的医生将女人的子宫比作一只圆疣蟾蜍！

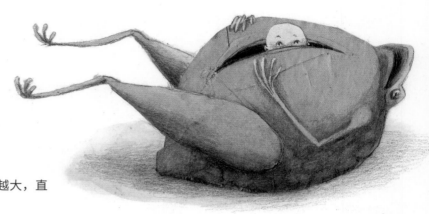

和蟾蜍一样，子宫可以膨胀起来，变得越来越大，直到能容纳一个孩子为止。

尽管本质上没有太多可比性，但医生们纷纷开始浮想联翩。他们声称，如果一个女人没有怀孕，这只蟾蜍就会感到空虚和饥饿。它会在女人体内到处乱窜，在各个器官之间来回爬行，最后还会蚕食她的大脑。呜！

有点骇人听闻，但故事背后的原因你可能想不到。医生们实际上是在声称，没有怀孕的女人有发疯的风险。所以，女人必须生很多孩子，不管是否愿意。

幸运的是，如今再没人相信这么怪异的故事了。

### 💡 但青蛙和蟾蜍与生孩子完全没有关系吗？

并非如此。在过去，当一个女人想知道自己是否怀孕时，她会去医生那里做一个青蛙测试。女人收集一点自己的尿液，医生把尿液滴到一只死青蛙的脑垂体（大脑里的一个小腺体）上。如果脑垂体变成绿色，则说明这个女人怀孕了。

如今，孕妇所做的妊娠试验遵循着和这个基本相同的原理。如果试纸上出现两个彩条，则表示已怀孕。妊娠试验的最大好处是：不必为此牺牲青蛙了。

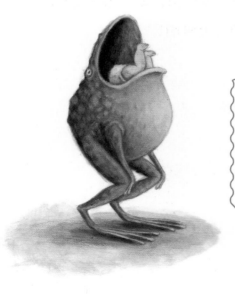

### 💡 诱饵青蛙

如果孩子特别想要个小弟弟或小妹妹，他们会去捉青蛙。用青蛙做诱饵来吸引大鹳，因为对大鹳来说，青蛙是绝对的美味。

# 但是，如果孩子不来呢？

有时候，女人很想生个孩子，但苦于无法怀孕。无论她尝试什么方法，怎么辛苦求索，都得不到一个儿子或女儿。

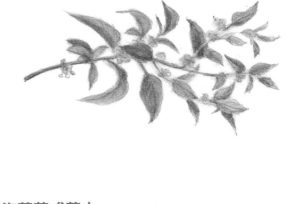

在如今，这是一件让人伤心的事，但在过去，这绝对是一场灾难。如果没有孩子，老了或病了由谁来照顾呢？要知道，那时候是没有居家护理服务的，而且，白发苍苍的老爷爷或老奶奶也领不到任何养老金。

对于没有子女的人来说，老年生活将会非常悲惨、孤独、窘迫。

### "那个老莎拉？她连一儿半女都没有。"

这就是为什么没有孩子的父母会尝试一切可能的办法。即使有些办法看起来很奇怪，甚至很危险。

### 泡草药或药水

"生孩子就像烤面包一样"，当翻阅草药古籍，查看有关不孕女人的药物时，你会发现这种观点。烤面包时，温度必须刚刚好。如果温度太低，面包会塌陷；温度太高，面包则会烤焦。

撰写这些草药古籍的医师们声称，这个道理同样适用于子宫。子宫温度过高或过低，胎儿都是无法生长的。

在圣约翰之夜（6 月 23—24 日），从水井边或年代久远的石头旁采摘的草药可以用来温暖子宫。女人们会把这种草药泡在洗澡水里，或者编织成花环戴在腰间。

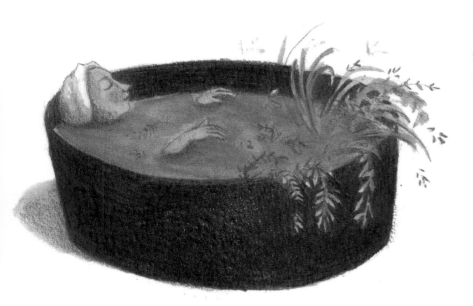

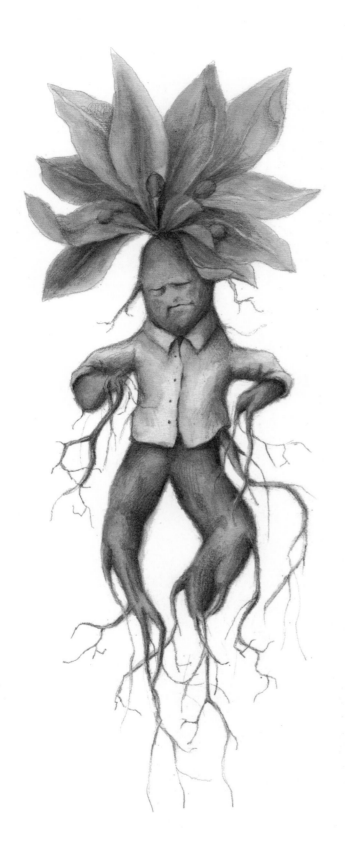

所有草药中，威力最大的是曼德拉草，就是老珍妮从地下挖出的那种草药。曼德拉草是魔法师和巫师们用的植物，有毒而危险，但威力远超其他草药。如果你像对待孩子一样宠爱曼德拉草，它会给你带来财富和幸福。给曼德拉草穿一件小衬衫，每周五用红酒给它洗澡，并喂它面包，它就能满足你所有的愿望。比如，急切渴望生个孩子，这个愿望也适用。总之，故事大概就是如此。

## 求神或圣人

人做不到的事情，神可以。过去人们都这么认为，如今很多人依然相信。

在印度，如果有夫妇求子之心迫切，他们会用饼干供奉生育之神因陀罗和阿耆尼，饼干要分成11块，放到11个小盘子上。而摩洛哥王国的女人则会向古兰经学者求助。古兰经学者从神圣的《古兰经》上摘抄一段文字写在纸条上。女人只要把这个纸条塞到项链里戴上，就一定会怀孕。

天主教妇女会到教堂里求子。她们向圣徒祈祷，希望圣徒帮助她们，或者给圣徒献上一个礼物。穷女人拿蜡烛当作许愿供品，而富女人则以白银作为许愿供品。这个供品一般雕成一个被包裹着的婴儿，或者是一个非常像蟾蜍的子宫。

最后，你还可以向圣诞老人求助，在愿望清单里写上"一个可爱的、粉嘟嘟的婴儿"。

## 向谁求助？

是的，你没看错，向圣诞老人求助。圣诞老人不仅深受孩子们的喜爱，还有个故事讲到，有一天夜里，圣诞老人从窗户上给三个姑娘丢进来一小包金子，她们由于家里太贫穷而无法出嫁。

因此，后来圣诞老人成了想要出嫁的姑娘们的守护神。

"圣诞老人，圣洁的神人！
听一听我的祈祷和恳求吧。
我身处困境，需要您的帮助。
我苦苦地向您乞求：
不为甜甜的饼干或无花果，
也不为孩子的玩具，
请赐给我一个情人吧，
让他来满足我的欲望。"

由于过去人们认为性爱等同于婚姻，所以圣诞老人也成了可以求子的神。

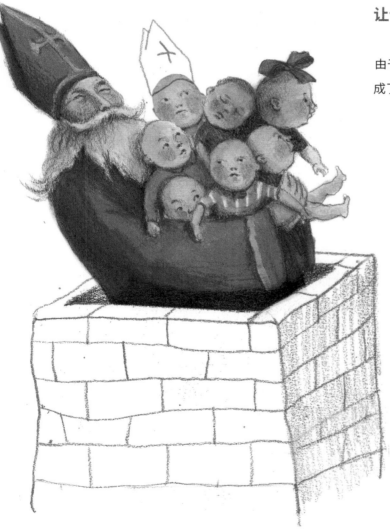

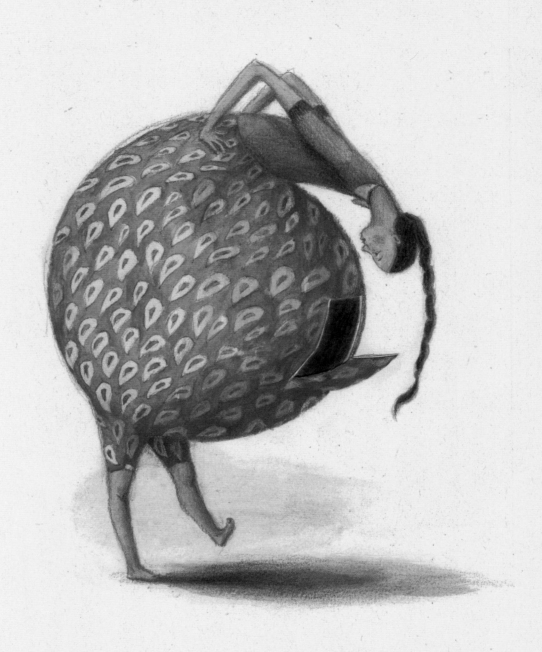

# 第二章　期盼

**在拥有生命的头几个月，没人知道你是谁。**是个男孩还是女孩？眼睛是蓝色、棕色、灰色还是绿色的？是个急性子、瞌睡虫，还是丝毫不挑食的小可爱？此时的你是个隐藏在母亲体内完美的秘密。

怀胎九月期间，女人子宫里发生的事情既深藏不露，又神秘莫测。一大堆比针尖还小的细胞最后转变成一个完整的婴儿。怎么可能呢？

本章中，你将读到很多新奇故事，比如豆荚婴儿和外星婴儿，比如渴望咬面包师胳膊的妈妈，比如大肚子派对等。另外，你还能学到如何预测自己将有个弟弟还是妹妹。这些预测方法很准确，但其原理会超出你的想象……

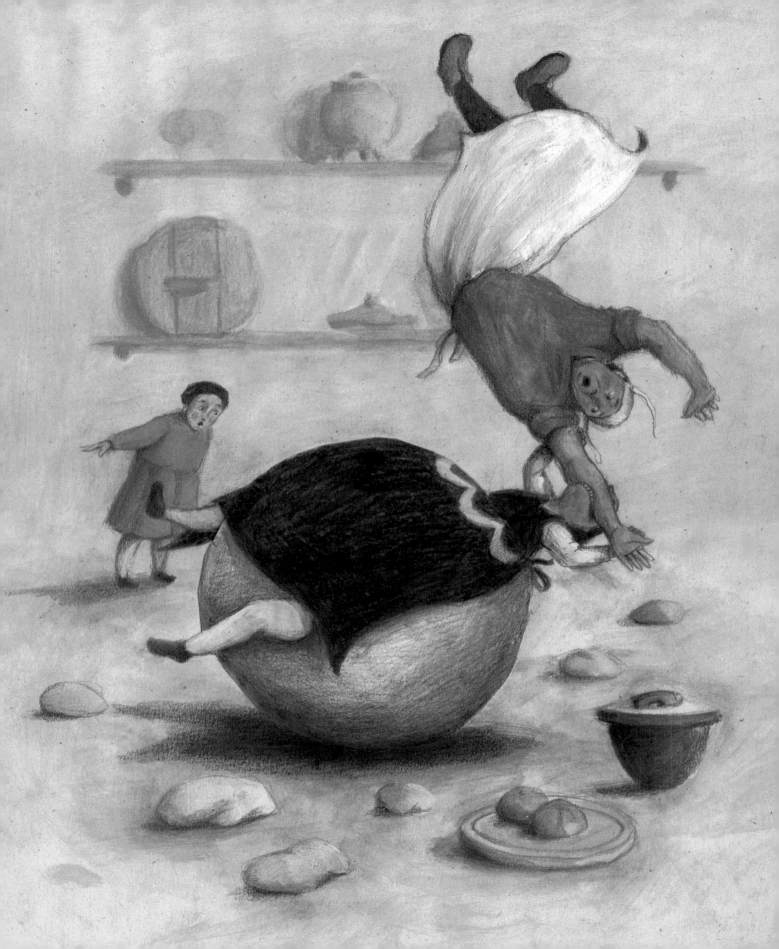

# 咬面包师的孕妇

终于快逛完了。克劳斯到现在还不敢松一口气，还不是时候……他们已经走过了鱼档，走过了樱桃和草莓摊，在鞋匠铺前停了一会儿，也算是过去了。现在只剩下面包店了。

克劳斯挎着购物篮走在前面，他的母亲迈着碎步跟在后面。母亲一边喘着气，一边挪着步子。她才怀孕5个月，但肚子已经跟怀胎9个月时那么大了。

"你肯定怀着不止一个孩子。"邻居们都对母亲说，"应该是两个，甚至可能是三个！"邻居们给她送来各种饼干、一锅又一锅的汤，说道："孕妇要吃好，自己吃一口，肚子里的孩子也要吃一口！"

克劳斯的母亲确实是这么做的，经常吃两份饭，甚至三份，而且往往是匪夷所思的东西。据他爸爸说，怀克劳斯的时候，母亲吃泥土，而怀妹妹贝特的时候，她吃鲱鱼。"那时你母亲太能吃了，渔民抓鱼都抓不过来，就算在她面前放上一大筐鲱鱼，她都能吃个精光，简直跟野马一样！"

克劳斯的父亲此刻正在海上，跟随运送羊毛的船只去往英格兰。在启程之前，他叮嘱克劳斯："你妈妈想吃什么就让她吃什么，你要保证给她弄来，因为她肚子里的孩子要吃！"但是，克劳斯想，为什么妈妈肚子里的孩子一定要吃鞋底呢？就在刚刚，在鞋匠铺，他看到母亲两眼眨都不眨地盯着工作台上的皮革鞋底，仿佛那是些嫩牛排一样！

谢天谢地，现在只剩下面包店了，克劳斯想。面包店里售卖面包、蛋糕和华夫饼，所以他母亲吃得要比平时多一点。"呜——呜——"，面包师吹响了号角，声音传遍整条街。面包出炉了，克劳斯几乎闻到了面包的香味。热气腾腾的面包，刚从烤炉里取出来。他加快了脚步，喊道："快过来，妈妈。"他母亲此时正站在一个挎着一篮子鸡蛋的女商贩旁边，只见她熟练地顺了一个鸡蛋，放到自己的围裙口袋里。

"妈！"克劳斯生气地跺了跺地面。他可以允许母亲吃任何她想吃的东西，但并不意味着也要允许她偷东西吧？她又不是喜鹊，对吧？克劳斯抓着母亲的胳膊，把她拖向面包店。此时面包店门前已经排起了长队，很多母亲和孩子听到号角声都赶来了。邻居蒂娜也在其中。

"你听说了吗？"蒂娜远远地喊道，"韦弗太太生了，她的孩子从头到脚都是毛茸茸的！就像我们在复活节展览会上看到的那只熊一样！"

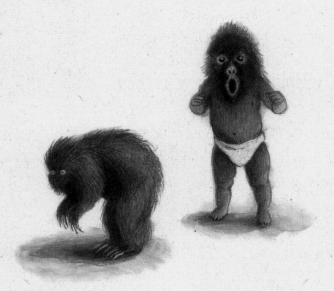

"真的吗？"母亲惊恐地抓了抓自己的肚子。

"毛茸茸的像熊一样？"克劳斯问道，"我们可以去看看吗？"

"去看？孩子啊，你疯了吗？"邻居蒂娜把手伸向天空说，"你妈妈看了以后，也会生出个毛茸茸的孩子。你想和一只熊做兄弟吗？"

一只熊！克劳斯心想，运气差点的话我可能会有一窝喜鹊兄弟。不过，熊孩子的故事至少分散了母亲吃东西和偷东西的注意力。克劳斯的目光沿着长队望向面包店。在柜台后面的架子上，摆放着热腾腾的圆形面包，还有放在托盘上的肉桂卷。克劳斯心想，能排到我吗？面包师此刻正俯身在一个装满生面团的大槽前，准备制作晚餐面包。他把袖子卷了起来。他的手臂肌肉发达，因沾满了面粉而显得发白。有时候，一滴汗水从他前额落到面团上。只见他把面团和成和母亲肚子一样大的球，然后反复揉捏，挤压，敲打。克劳斯仿佛看到面包师的肌肉在工作。那些肌肉就像一头头强壮的公牛，隐藏在面包师的皮肤下面，条条厚实又紧致。的确，面包师的胳膊看起来就像牛腿一样。

"下一位！"面包师的妻子从柜台后大喊道。克劳斯回过神来，吃了一惊。队伍已经缩短了大半。现在轮到邻居蒂娜了。克劳斯几乎排到了放着肉桂卷的托盘前。

"妈妈，如果我们的钱没花完的话，我可以买个肉桂卷吗？"克劳斯问道。但他母亲没在听。和克劳斯一样，她也在盯着和面的面包师看。

"妈妈？"他母亲从队伍里跨了出来，拉着克劳斯的胳膊，走到面包炉旁一个别人听不到的地方。她悄悄地在克劳斯耳边说："克劳斯，你必须去问个事情，我好饿！"

想吃蛋糕？克劳斯心想，难道母亲想吃掉所

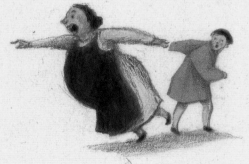

有的蛋糕，或者想吃生面团？

"我们得付钱的，妈妈。"克劳斯说。

"我们当然会付钱。只要让我咬上一口就好。它们是那么结实，克劳斯，又紧致又鲜嫩。正是一个成长中的胎儿所需要的。"

"呃……啥东西？"克劳斯小心地问道，听起来不像是蛋糕啊。

"他的胳膊，克劳斯！我想尝尝那是什么味道。我肚子里的孩子需要它！"

克劳斯吓得往后退了一步。难道他母亲变成马戏团的熊了吗？一只想吃人肉的熊？

"拜托了，克劳斯。"她指着面包炉。此时，面包炉最底层的烤架上只剩了一个面包。那个面包几乎没有膨胀起来，外壳苍白而暗淡。"你想让我肚子里的孩子长成像那样的一个怪胎吗？我要在肚子里烤一个孩子。我必须保持肚子暖暖的。不能用柴火，只能用鸡蛋和鱼肉，以及任何它想要的东西。拜托，克劳斯，你可是家里的顶梁柱，你得去问问：我能咬一口面包师吗？"

"咬一口？"克劳斯结结巴巴地说，"要吃吗？"

"不吃，就咬一咬。拜托，就一下！"她一边说，一边把克劳斯推进面包店里，推到面包师前面，"快点，克劳斯，问一下。"

克劳斯清了清嗓子。离得近了，面包师看起来比刚才更加高大强壮。"我妈妈……"克劳斯开口道。

"你妈妈怎么啦，孩子？"面包师问道，眼睛顾不上从生面团上挪开。

克劳斯深吸一口气，然后飞快地说道："我妈妈可以咬一口你的胳膊吗？"

面包师把手中的生面团扔进槽里。"什么？"他大声说道，所有人都抬头看向这边。

"怎么啦，德鲁？"面包师的妻子在柜台后面喊道。

"因为她肚子里的孩子需要。"克劳斯快速说道。他往后退了一步。要是面包师要把他扔进面包炉的话，他可以撒腿就跑。

"你在和我开玩笑吗，小鬼？"面包师说道。此刻他的妻子从柜台后面走了出来。"他没开玩笑，德鲁。你还记得我怀着咱家菲奥娜时就想吃草莓吗？正因为我吃了草莓，菲奥娜的脸颊现在才那么漂亮、圆润、红扑扑的。"她走到丈夫跟前，在他耳边低语道："就让她咬一口吧！不然的话，如果她肚子里的孩子出了什么问题，那可是你的罪过。你不想让自己良心上过不去吧！"

"好吧，好吧。"面包师搓掉手上的面疙瘩，把手臂伸到克劳斯母亲面前，"但你要小心点啊。我还得靠手臂赚钱养家哩。"

克劳斯低头看着自己的鞋子、脏脏的脚指甲、筛子、面粉桶和放着酸面团的锅。此时，他母亲当着所有顾客的面，把牙齿伸向面包师的胳膊。

"呃，就这样？"克劳斯听到面包师问，此时周围的哄笑声和嘀咕声平息了下来。"是的，这就够了。"克劳斯的母亲擦了擦嘴边的面粉，"喔，对了，差点忘了，我要买三个黑麦面包。"

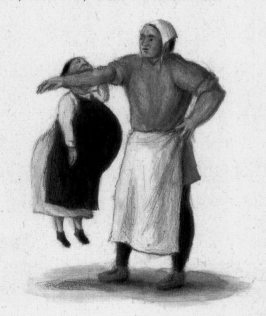

### 💡 "真实"故事

这个关于孕妇咬面包师的故事由来已久，早在 15 世纪人们就听说了。在最初的版本中，那个女人想要咬面包师 3 下。前 2 下面包师答应了，但到第 3 下时，面包师把她赶走了。后来，那个女人生了 3 个孩子：前 2 个是健康的，但第 3 个死了。

这个故事有什么寓意呢？它的意思是不论孕妇问你要什么，你都必须满足她。

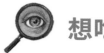

# 想吃咖啡杯

克劳斯的母亲并非是唯一有着奇怪渴求的孕妇。相当多的女人会在怀孕期间想吃一些她们平常不吃的东西，包括一些古怪的东西，如：冰块、木炭、牙膏、肥皂和粉笔。

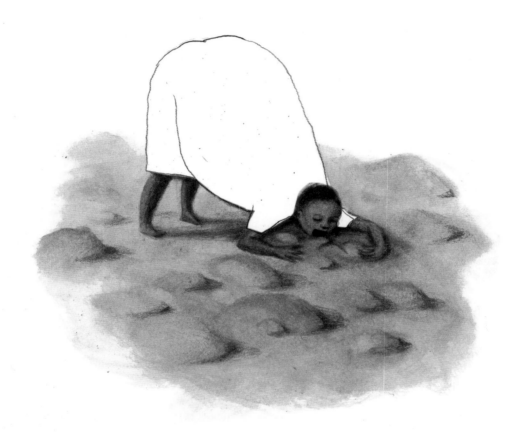

在坦桑尼亚，有些孕妇会经常吃一点泥土。如果饿慌了，她们甚至会吃黏土造的餐具，比如：盘子、杯子和罐子。

为什么咖啡杯会出现在孕妇菜单上呢？

在过去，医生明智地告诉人们："因为孩子需要这些。"医生会这样督促父亲们："无论妻子想吃什么，你都要给她，否则她会失去孩子。"

过去的医生说得对吗？"也对也不对。"现代的医生这样回答。

孕妇需要摄入多种营养物来孕育自己的孩子：钙有助于骨骼生长，铁是血液的重要成分。黏土中既含钙又含铁，所以呈现红锈色。坦桑尼亚的泥土也一样。

"要再来一杯咖啡吗，邻居？"

"是的！咖啡有没有不要紧，把杯子给我。"

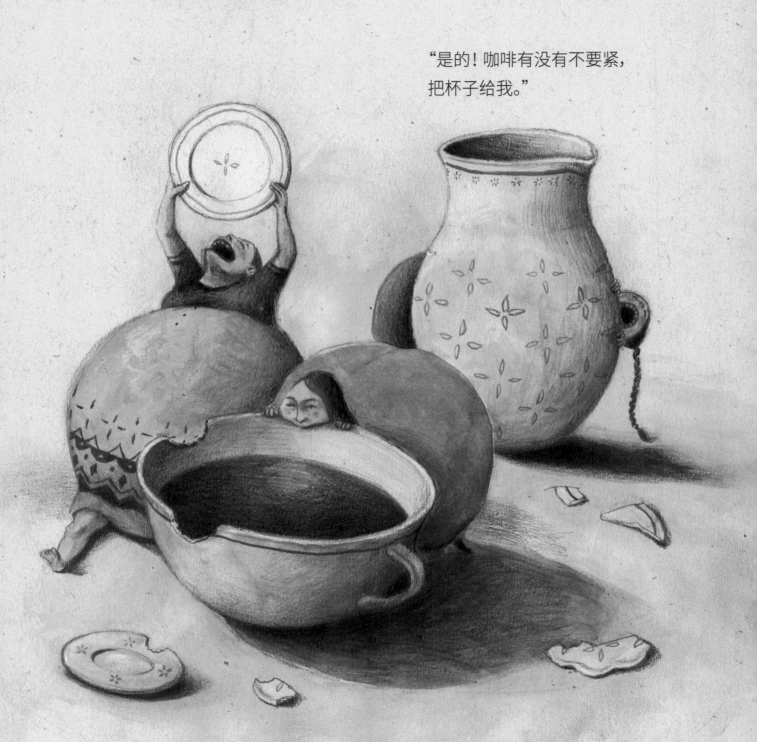

不过，通常黏土中钙和铁的含量是远远不够的。如果单靠吃黏土，你得吃成个泥人才行。孕妇想吃怪异的东西可能表明：她和孩子缺乏某些营养。

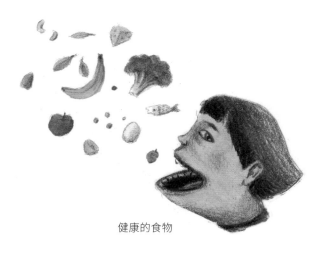

健康的食物

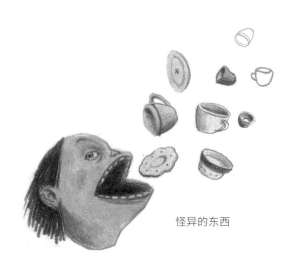

怪异的东西

可惜，吃餐具解决不了这个问题。更健康的食物效果会更佳，或者吃一些钙片。

💡 **像喜鹊一样爱偷东西**

过去，医生将这种怪异的渴求称为"妊娠异食癖"（pica gravidarum）。其中，pica 并非来自哈利·波特的咒语，而是拉丁语，指喜鹊。那么，为什么是喜鹊呢？因为过去人们常常认为喜鹊是"小偷"，而有些孕妇只喜欢吃她们偷来的肥皂、粉笔或茶杯等。被偷的商贩往往选择睁一只眼闭一只眼。在那时的德国，孕妇偷窃是不会受到惩罚的。

哇哈哈哈
哈哈哈

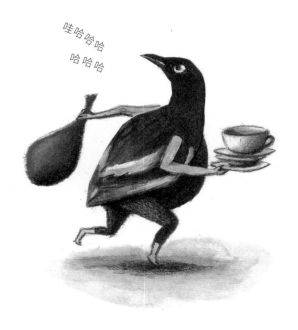

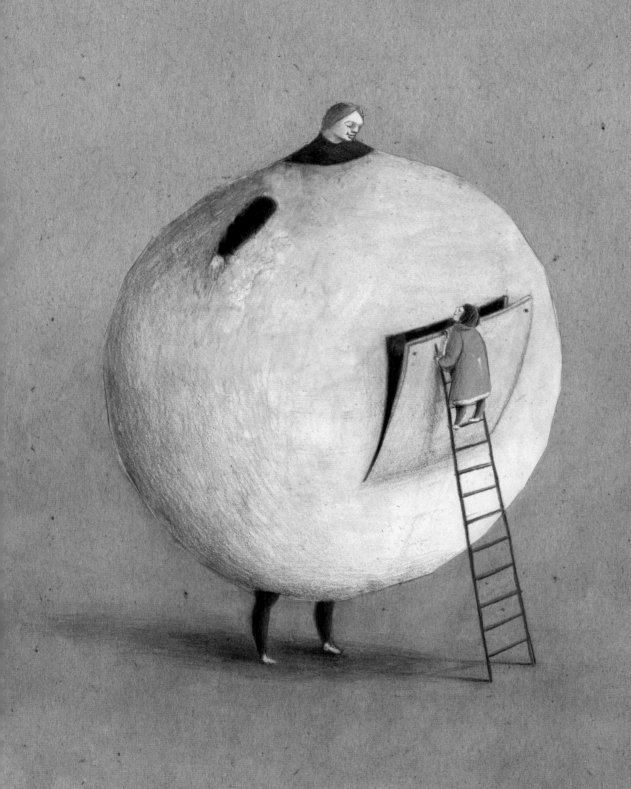

# 婴儿在子宫里是如何生长的？

在等待弟弟或妹妹出生的 9 个月中，你很可能想知道母亲体内的婴儿是什么模样。有此好奇心的人并非只有你一个。

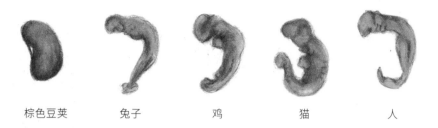

| 棕色豆荚 | 兔子 | 鸡 | 猫 | 人 |

自古以来，但凡女人生孩子，聪慧而好奇的人就会想知道人类最初是如何生长的。是像植物那样从种子中长出来的吗？古希腊名医希波克拉底是这么想的。或者像一滴酸奶那样逐渐变成动物，然后变成人类？这是中国西藏学者们的观点。

再或者人类一出生就拥有胳膊、腿、耳朵和眼睛？只不过最初是微型的？有些学者称他们通过显微镜可以看到精子头部藏着微小的面孔。

这些观点都是错误的。母亲子宫里的婴儿最初自然不是一株植物，也不是一滴酸奶，但也并非已经拥有了人的模样……

## 从豆荚到初级动物

每个人最初都是一团细胞，没错，就像一滴酸奶那样，那时是没有形状的。但很快，这些细胞开始分配位置和任务。

**"好了，你以后会长成骨头，你去那边。我们将会变成器官，我们待在这边。"**

就这样，一个小小生物就长出来了，其形状很像一颗棕色豆荚。虽然大小都不超过笔尖，但它已经有了最初的大脑、肝脏、肾脏和肠子。

一周后，这个小生物还会长出一颗跳动的心脏、一对黑色的小眼睛和……一条尾巴！

不用担心，这条尾巴将在一两周内消失。你不会看到还垫着尿布的尾巴卷曲的小弟弟。但是，每个人在生命之初都是有过尾巴的，就和未出生的大象、小猫或小狗一样。作为微小的初级动物，人类和其他动物非常相似。

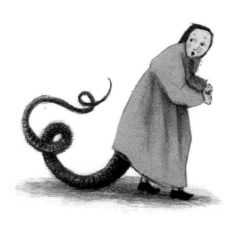

## 从外星人到丑小鸭

从几周大的初级动物身上逐渐长出 4 个柱状物，之后变成爪子，或者，对人类来说，双手和双腿。同时，头部和大脑也在生长，甚至长得最快，直到这个动物看起来更像是个外星人，因为其头部几乎和身体其余部位一样大。

在生命的第 7 周，小外星人开始移动。现在他有了肘部和膝盖，可以弯曲一下胳膊和腿。但是由于他只有两厘米高，母亲一时还注意不到。

此时，他的尾巴几乎完全消失了。但是手指和脚趾之间还有膜，就像鸭掌一样。他的脸也有点像小鸭子。鼻子、宽宽的上唇（很容易被看作喙）和眼睛还没长到脸的正面，而是在侧面。

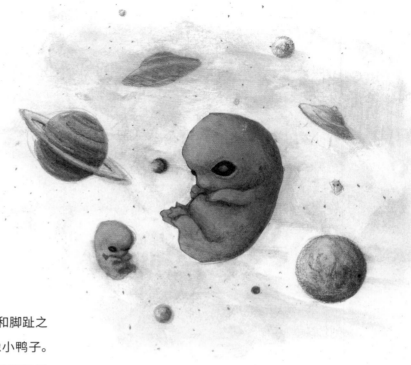

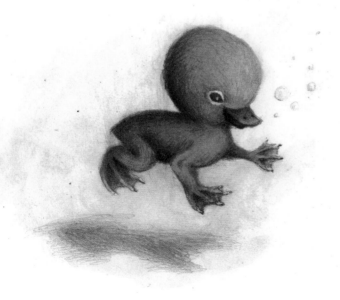

这个丑小鸭阶段也很快过去了。这是好事，因为大概在这个时候，多数母亲都拍了第一张婴儿照。

当然，这不是真实照片，只是超声波扫描出来的。你会看到一张黑白条纹图像，可以分辨出婴儿的形状。

**"看，那是他的脑袋！
他的肚子在那里！"**

对于许多父母来说，这是一个特殊时刻。此刻，他们的孩子孕育出来了：千真万确。看！

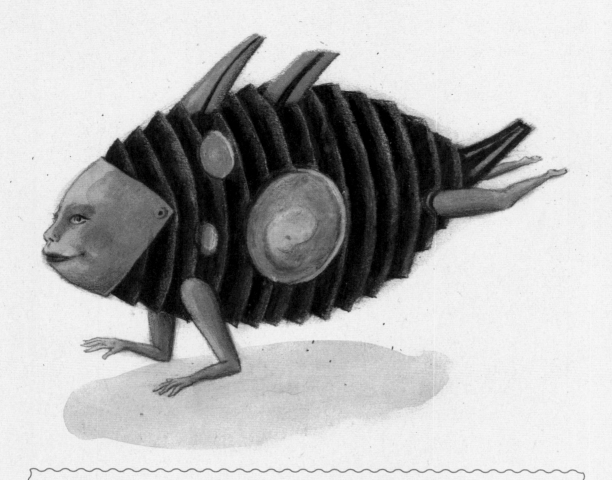

### 💡 太空飞船妈妈

小外星人在母亲体内乘坐着太空飞船 —— 子宫 —— 独自漂流。和真正的太空飞船一样，维持生存所需要的一切东西都在船上：氧气、营养物和温暖。这三者均由胎盘来提供。胎盘看起来有点像个肉枕头，如一块大牛排。

胎盘的作用类似于母亲和孩子之间的某种过滤器。它允许所有好东西通过，同时把所有有害物质阻挡在外（通常情况下），比如，疾病和细菌。胎盘能够把母亲和孩子的血液隔离开来（这很神奇）。这两种血液永远不能混合起来，一旦混合，母亲的身体就会把孩子的血液当成异物来攻击，就像攻击毒素或疾病一样。幸运的是，胎盘能确保这种情况不会发生。

氧气和营养物都可以通过胎盘进入婴儿体内。所有东西都会通过脐带 —— 小外星人和太空飞船妈妈之间的生命纽带 —— 流入胎儿的肚子里。最后，胎盘还是一张厚厚的"毯子"，把母亲的温暖传递给胎儿。

## 微型私人泳池

由于胎儿可以从脐带中获得氧气，所以他不需要自己呼吸。当然，胎儿也不可能呼吸，因为他在子宫的羊水里漂浮着。一个孕妇体内有大约一升羊水。羊水就是一个微型私人泳池，胎儿可以在其中翻筋斗并随意移动。对于肌肉尚且无力，骨骼也很脆弱的胎儿来说，在水中移动比在陆地上要容易得多。

羊水也是一种缓冲液：既可以保护孩子免受外部冲击，同时在孩子开始学会拳打脚踢时也可以保护母亲。此外，羊水还能为孩子提供温暖。

羊水是胎儿有生以来第一次品尝到的果汁。胎儿每天都要喝羊水。不过，这并不是最好的柠檬水，因为胎儿会在里面撒尿。幸运的是，母亲的身体能确保羊水定期更换。所以，其实在孩子出生之前，母亲就已经开始换尿布了！

## 从迷你小人到杂技演员

在接下来的几周，胎儿的脸开始变得越来越像人脸。他长出了鼻子、嘴巴、耳朵，眼睛也长到了正确的位置上。

此时，胎儿已经开始练习他出生后必须做的事情，比如：呼吸、吮吸和喝水。这就是为什么子宫里的胎儿会打嗝、吞咽和吮吸自己的拇指。就像骑自行车和阅读一样，这些事情并非天生就会做。

在生命的第 14 周，胎儿长出了所有必需的器官。他的心脏跳动着，像是咚咚作响的闹钟。当他吞下一点水后，水会经过肚子和肾脏，然后通过撒尿排出。

胎儿还可以听到声音，比如母亲的心跳声、嗓子里发出的嗡嗡声以及肚子的咕噜声，这些都是他最早的摇篮曲。

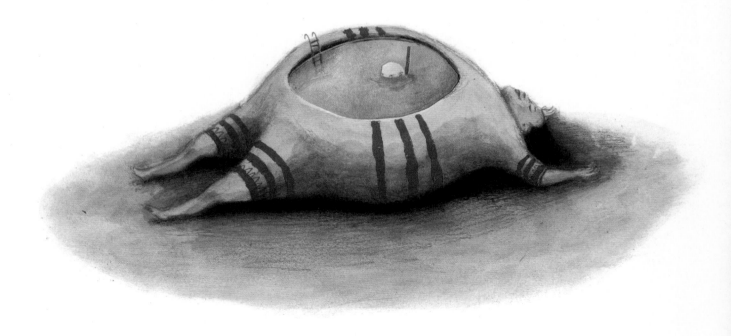

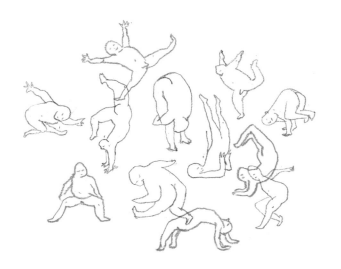

在第 20 周，大多数孕妇会首次感觉到胎动。通常会感到肚子里有种冒泡一样的奇怪感觉 —— 是在放屁吗？不，是胎儿 —— 不过，大多数胎儿很快会演变成爱翻筋斗的杂技演员或逐步发展成足球运动员：

**我踢！**

## 从间谍到吃货

在怀孕的最后 9 周，胎儿成长为成熟的间谍。他们隐藏在母亲的子宫里，倾听外面的一切声音。即使他们听不懂那些声音，但也能记住。

美国科学家发现了这一点。于是，他们让母亲在孕期最后 3 周每天对着大肚子读同一本书，比如苏斯博士的《戴帽子的猫》。当婴儿出生后，用播放故事的智能机器进行测试，通过观察婴儿吮吸奶嘴的动作可以推测出他们听出了哪个故事。

比如，缓慢吮吸奶嘴：《狼和 7 只小山羊》；快速吮吸奶嘴：《戴帽子的猫》。因为他们在子宫里时就已经记住了那个故事的声音。（尽管也可能是《戴头盔的狗》《戴帽子的鹦鹉》或者诸如此类的其他故事。）

### 💡 胎儿是个水球

漂浮在羊水中的 4 个月大的胎儿实际上也是一个水球，身上裹着一层膜。他身体的 90% 都是水。当皮肤变厚并可以正常撒尿时，含水量会减少。但是，新生婴儿体内的水分依然超过了 70%。

出生后，人的身体每年都会变得干燥一点。到 10 岁时，人体内的水分约占60%，而到老年时，这个比例只有 40%或 50%。

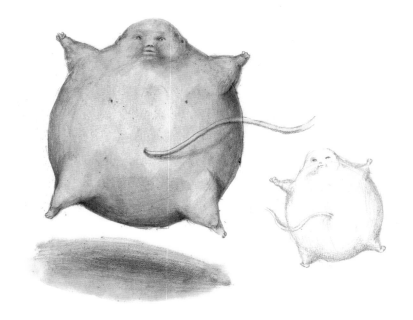

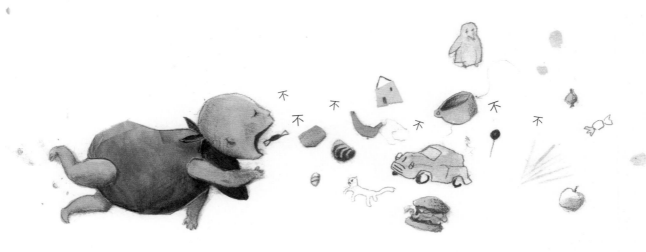

现在胎儿的眼睛睁开了，它们是蓝色的。不过，以后可能会变成绿色、棕色或灰色的。在出生之后的几个月里，眼睛的颜色才会固定下来。

长着蓝眼睛的胎儿还看不到多少东西，因为母亲体内的光线很暗。但是，如果孕妇挺着肚子晒太阳，有些光线是可以进入的。光线足够的话可以唤醒胎儿，使他翻转、踢腿、跺脚等。

除了听声音和看东西外，胎儿还可以通过品尝来了解外面的世界。无论母亲吃了或喝了什么东西，其味道都会最终抵达羊水。在长达 9 个月的时间里，胎儿始终在羊水中漂浮着，羊水的味道有时候像蒜味蛋黄酱，有时候像姜茶。通过啜饮这些水，胎儿可以了解这些味道。

甚至有科学家声称，胎儿在子宫里经常品尝的东西会变成出生后最爱吃的食物。比如，母亲经常吃泡菜或生菜，那孩子很可能痴迷于健康的绿叶菜。但不幸的是，不健康的食品也同样适用。如果母亲在孕期爱吃各种巧克力，那孩子很可能会偏爱脂肪高的食物或甜食。

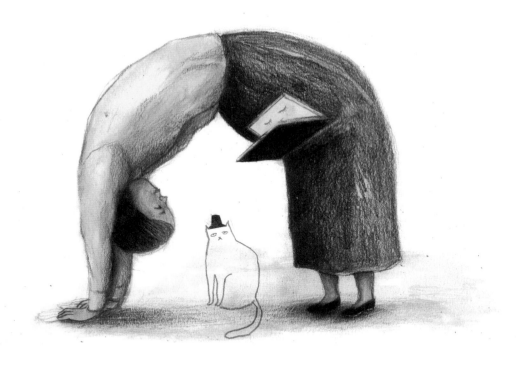

## 从瞌睡虫到小人儿

腹中胎儿会因学习、聆听和品尝东西而感到疲惫。他们每天的睡眠超过 20 个小时，比你我睡眠时间的 2 倍还多！他们还会做很多梦。胎儿会梦到什么呢？也许是读《戴帽子的猫》的人的声音，或是夏威夷比萨的味道。但事实到底如何，无人知晓。

8 个月零 2 周后，胎儿就可以出生了。他有了足够结实的骨骼，身体也变得胖乎乎的。他的脂肪层可以让他在子宫外保持身体温暖，他的肺可以呼吸空气，肠道也准备迎接第一口母乳。大多数胎儿还保持着"起始姿势"：头朝下，脚朝上。这是最便于出生的姿势。一旦大脑袋出来了，其余部位就会自动跟出来。

完全准备好出生的胎儿已经是个真正的人了。焦虑的胎儿听到嘈杂的声音会翻来覆去，甚至陷入瘫痪状态；而镇定的胎儿能够快速适应母亲腹部以外的噪音，甚至能够听着摇滚乐入睡。

终于要出来了！

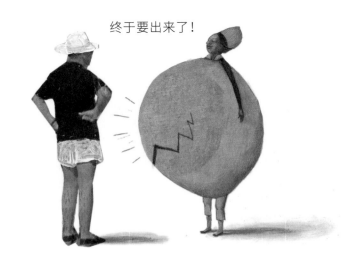

镇定的胎儿通常会成长为冷静的孩子，而焦虑的胎儿
则会经常哭泣，不愿意与陌生人互动。这是否意味着
婴儿在腹中时，一切都已注定了呢？

呃，并非如此，对于腹中胎儿来说，还有漫长的一生
等着经历呢。在人的生命中，身处什么样的世界，周
围有什么样的人，这些和与生俱来的特质一样重要。

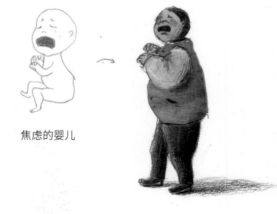

焦虑的婴儿

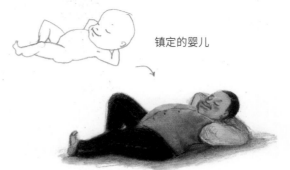

镇定的婴儿

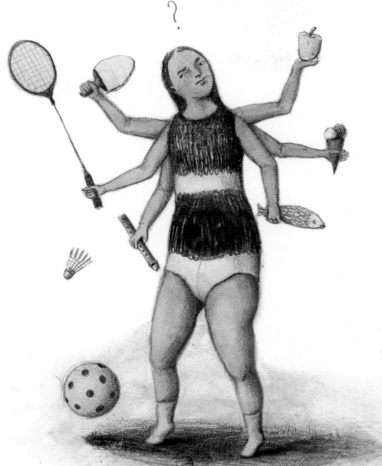

举例来说，如果父母从未给孩子买过足球，那么孩
子纵然是足球天才，也永远不会加入国家队。而如果
让一个偏爱甜食的孩子经常品尝鱼肉、辣椒粉和柠檬
冰棒，他可能转而变得爱吃咸味、辣味甚至苦味的东
西。人在一生中随时都会变化，这取决于所经历的
事情和所遇到的人。没有人从一出生就被安排好了
一切。

## 为什么孕妇不会跌倒？

孕妇拖着很重的东西。不仅包括一个重约 3 公斤半的胎儿，还有一个重 1 公斤的子宫、一升羊水（又是一公斤），以及加起来重半公斤的胎盘和胎膜。这个圆鼓鼓的肚子总共重达 6 公斤：比一袋土豆还重。

既然腹部这么沉重，孕妇为何不会跌倒呢？这是美国辛辛那提大学的凯瑟琳·威康姆所好奇的问题。她发现这是因为女性的脊椎起了作用：女性脊椎比男性脊椎更灵活，所以孕妇可以将上半身向后倾斜。这样，孕妇可以达到平衡状态，就像平衡秤两边有同等的重量。

凭借这项研究，凯瑟琳和她的同事获得了另类诺贝尔奖：一个专门为稀奇古怪的科学研究设立的诺贝尔奖项。（该奖项的其他获得者还研究过乘坐过山车是否有助于缓解哮喘，以及黑猩猩能否从背后认出彼此等。）

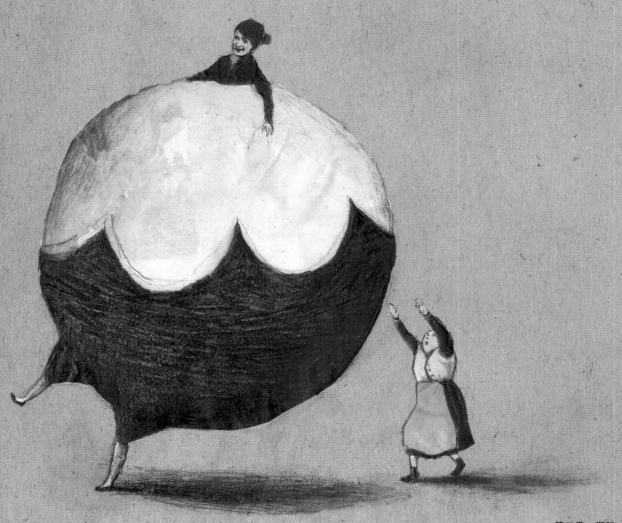

# 是男孩还是女孩?

你会拥有一个弟弟还是妹妹?只有在母亲做了超声波检查后才能知道答案。不想等待?下面有一系列方法可以帮助母亲在 9 个月的等待期里对自己的孩子做出预判。

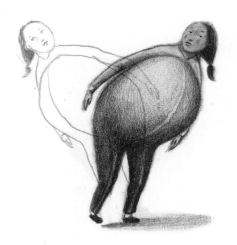

## 荷兰 🇳🇱 法国 🇫🇷

胎儿在腹部右侧吗?那会是一个男孩。在左侧?就是一个女孩。

## 荷兰 🇳🇱

过早开始分娩吗?那母亲会得到个女孩。因为毕竟女孩更加好奇,出来得更早。呃……没错,当然。

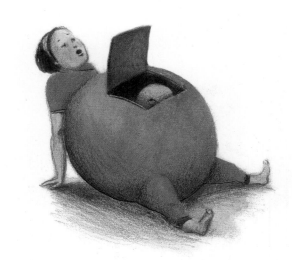

## 大不列颠 🇬🇧

将一根棉线按在孕妇腹部上方,另一头穿上一根针。如果针头前后来回摆动,那会是个男孩。如果针头绕圈摆动,则是一个女孩。

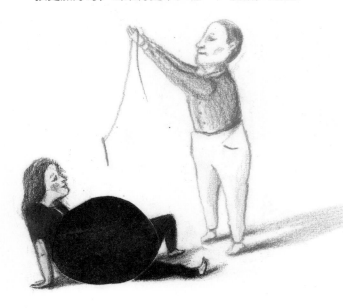

### 夏威夷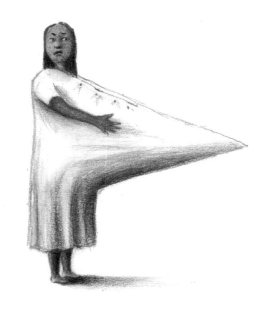

母亲腹部尖尖，皮肤看起来美丽而光滑，那么很可能怀着男孩。母亲腹部圆圆，皮肤不好，那她会生出一个女孩。因为女孩偷走了母亲的美丽！

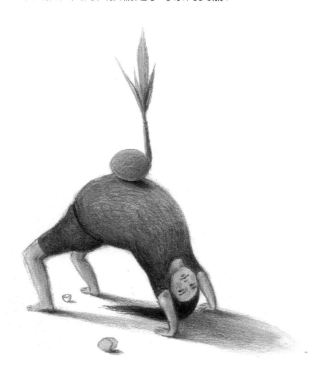

### 马来西亚

在孕妇肚子上放一个椰子。如果椰子滑落并且落地时"眼睛"（可以从中长出小椰子树的三个点）向上，那胎儿是个男孩。也可以用鸡蛋来测试。如果鸡蛋滑落并且破碎了，那母亲会生个女孩。

### 法国

如果你的第一个孩子在第一次开口时叫的是"妈妈"，那么下一个孩子将是个女孩。如果第一次开口叫"爸爸"，那么，你已经有答案了。

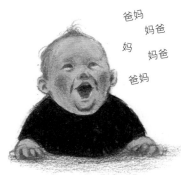

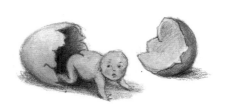

### 那么，这些方法管用吗？

无人知晓。但是由于胎儿不是男孩就是女孩，所以你有 50% 的概率猜对。

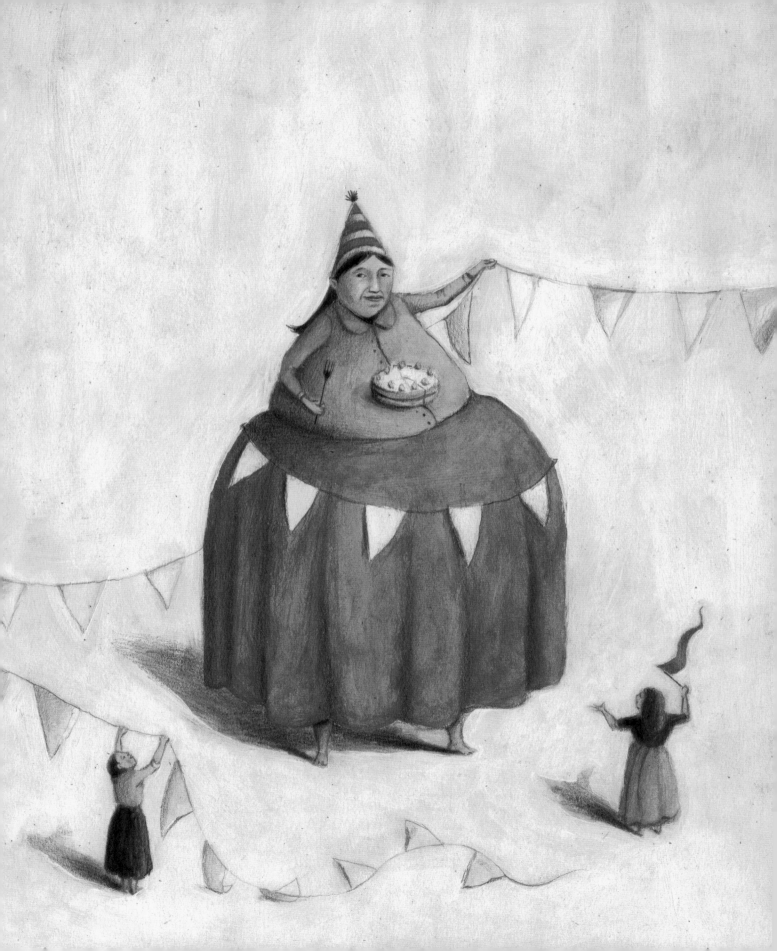

# 专属孕妇的"宠爱派对"

孕妇可以做一件任何工厂、机器人制造商、狂热科学家都无法办到的事情：她可以造一个人。一个完整的人，可以奔跑、大笑、跳跃、打斗、撒尿、写情书、唱歌、后悔、无聊、做白日梦、旅行、发明机器人……这足够了！这就是为什么所有人都赞同孕妇可以偶尔受宠的原因。世界上每个国家都以自己的方式来实践这一点。

## 日本 🇯🇵

### 孕妇腹带 —— 母子之间的纽带

当一名日本妇女怀孕 5 个月时，她的母亲会给她买一条孕妇腰带：一块可以缠绕在腹部的长布。孕妇腰带一般用红色或白色棉布制成，因为这两种颜色是幸运色。腰带上通常绘有狗狗图案，因为根据日本传统说法，狗狗产崽很容易。

母亲将孕妇腰带在女儿腹部绕上 3 圈。这条腰带可以帮助支撑肚子，确保孕妇减轻腰痛。一名僧人用日语在腰带上写上"好运"二字。这样，胎儿就可以在"母亲纽带"的保护下快乐地待在子宫里。

如今，日本女性依然坚持着自己的腰带传统，尽管她们通常戴着的是用弹性布料制成的现代腰带。毕竟每个孕妇的腰部都需要一些支撑，对吧？

## 马来西亚 🇲🇾

### "摇腹部"仪式

在马来西亚，如果一名妇女怀孕 7 个月了，她会邀请一位接生婆来帮助她分娩。这位接生婆会在地上放 7

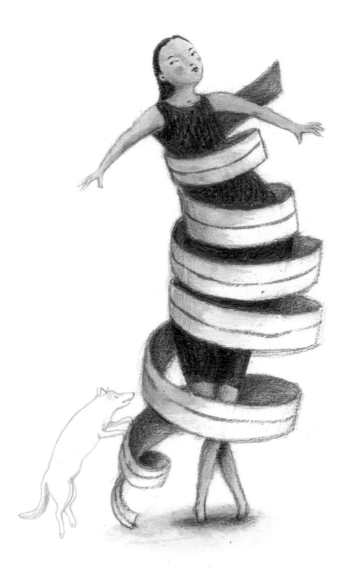

条不同颜色的纱笼（马来西亚人和印度
尼西亚人裹在腰或胸以下的长条布，男
女均穿）。孕妇躺在纱笼上面，接生婆
和孕妇的母亲各自拉着纱笼末端，轻
轻地来回摇动孕妇和胎儿，同时
为他们祈祷。之后，接生婆和
孕妇的母亲会从孕妇身下抽走
纱笼，7 条纱笼一齐抽走，并
让孕妇肚子朝上躺在地面。

随后，孕妇要在石灰水中洗个
澡，母亲会在她面前放上一盘椰浆饭：
用椰子奶煮熟的黄米饭，配以染成红色的鸡
蛋。大米可以赋予人生命力。在"摇腹部"仪式之
后，孕妇和胎儿都会变得足够强大，可以应付艰难的
分娩时刻。

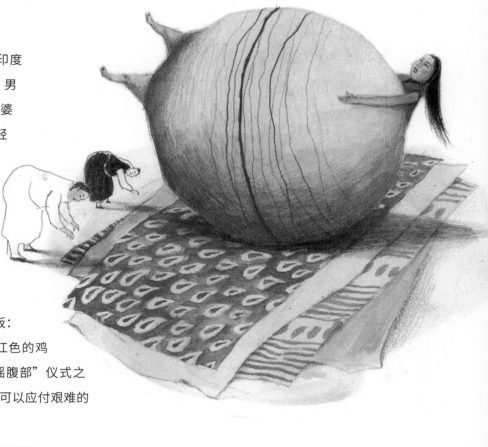

## 利比里亚 🇱🇷

### 大肚子 —— 一个荣誉称号

在利比里亚，孕妇被称作"大肚子"。这是一个荣誉
称号，也是一种昵称。因为在田间劳作或长途跋涉去
妇产科医院的妇女在当地人看来都很酷。那么，妇产
科医院叫什么名字呢？叫作"大肚子产前护理医院"。

## 美国 🇺🇸

### 产前派对 —— 礼品多多

在美国，当女人怀孕后，朋友们会为她组织产前派对。这位准妈妈还会收到许许多多的礼品，都是以后可以用到的东西，比如：尿布、毛毯、婴儿装、婴儿包巾等。

在产前派对上，还会安排一些有趣的游戏。比如，蒙着眼睛品尝婴儿食品并猜测是什么，苹果香蕉？胡萝卜鸡丝？还是肉酱意粉？

不过，与礼品和游戏同样重要的是朋友们对准妈妈的支持，让她觉得自己并不孤单！

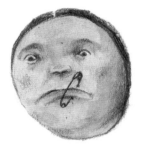

固定别针

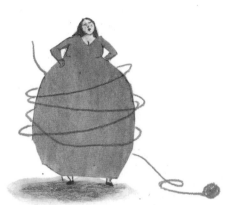

猜猜准妈妈的肚子有多圆

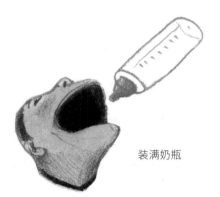

装满奶瓶

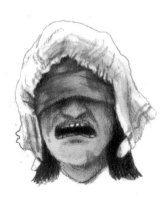

换尿布

---

### 💡 更多奇特的产前派对游戏

**固定别针**

大家事先约好派对上谁都不许说"婴儿"一词。你要在每个来宾的衣服上固定一枚安全别针。如果你听到有人说了禁止词，你就可以从她身上取下安全别针固定到自己的衣服上。派对结束时，谁的别针最多谁就是胜利者。

**猜猜准妈妈的肚子有多圆**

所有来宾一起来猜猜准妈妈肚子的圆周长是多少，并按照自己的猜测各自剪一根羊毛线。你的羊毛线与准妈妈的肚子完全相符的话，你就赢了。

**装满奶瓶**

在婴儿奶瓶里装满果汁，并传递给在座来宾。谁第一个完成谁就是赢家。

**换尿布**

将来宾分成两人一组。每组分发一个穿着脏尿布（涂上几勺花生酱）的洋娃娃。大家来比赛换尿布。但是，必须蒙上眼睛。

## "不眠"仪式

来自迪内美洲原住民的孕妇不会得到婴儿装之类的礼品，但她们可以得到另一样东西：乐观精神。根据迪内部落的说法，一个快乐的女人可以轻松分娩。因此，在这里，怀胎七月的女人会和她的家人朋友们举行一次"不眠"仪式。来宾们围着准妈妈坐成一圈，欢歌笑语，彻夜不眠。由一个有智慧的男人或女人为准妈妈祈祷，点燃熏香，祭献玉米。仪式结束时，大家一起给孕妇和胎儿献上祝福："愿母子二人长命百岁，终身幸福。"

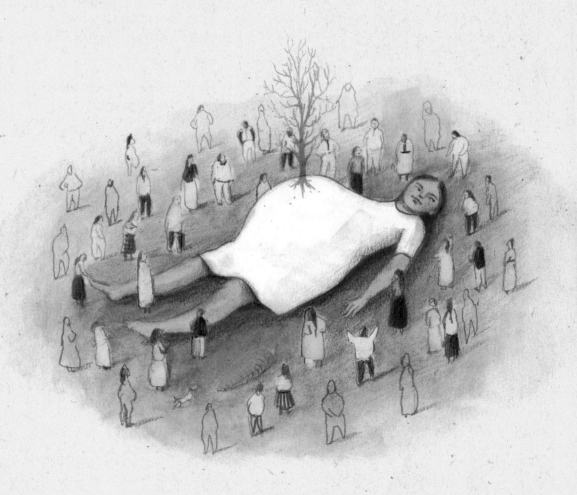

# 这个能做，那个不能做 —— 古怪的孕妇规则和禁令

如果孩子长得美丽又健康，人人都会向父亲表示祝贺。如果孩子身体虚弱，呆头呆脑，人人都会责问母亲："你到底做错了什么？"

觉得不公平？但在过去这就是事实。由于婴儿是在母胎中长大的，出了一切问题都得由母亲负责。因此，孕妇不得不遵守一系列的规则和禁令。

**不能做的事！**

首先是孕妇不该看什么。孕妇最好不要去马戏团，因为如果看到跳舞的熊或拉手风琴的猴子，那她们生下的孩子很可能长着猴子脑袋或者从头到脚长一身毛。

妈妈！

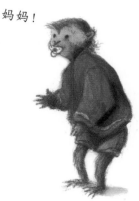

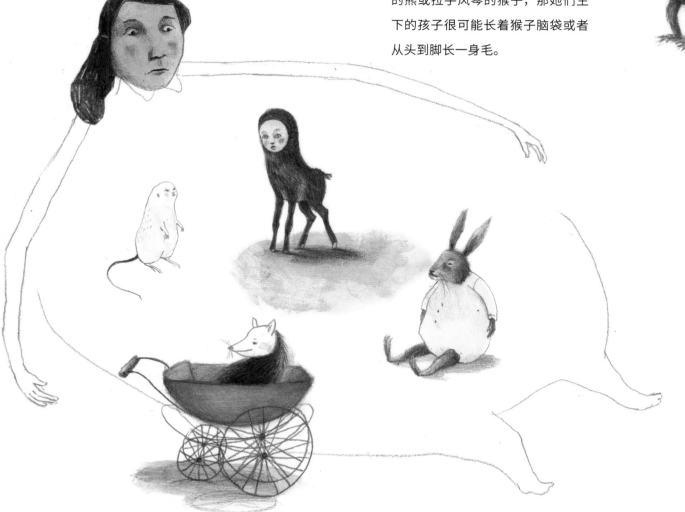

## 还有什么不能做的事情？

怀孕期间不能做爱。

（否则，你会生个红发孩子。）

（注：西方人歧视红发人，因为他们认为红发不吉利。）

不能哭泣。

（因为你会生个红眼睛的孩子。）

不能盘腿。

（因为这样胎儿会被脐带缠绕。）

不能洗衣服。

（你的孩子手上会长皱纹。）

不能害怕动物、闪电或海上风暴等。

（因为你的孩子也会害怕。）

不能纺麻绳。

（因为你的孩子将来会命运坎坷，并且最终用麻绳结束生命。）

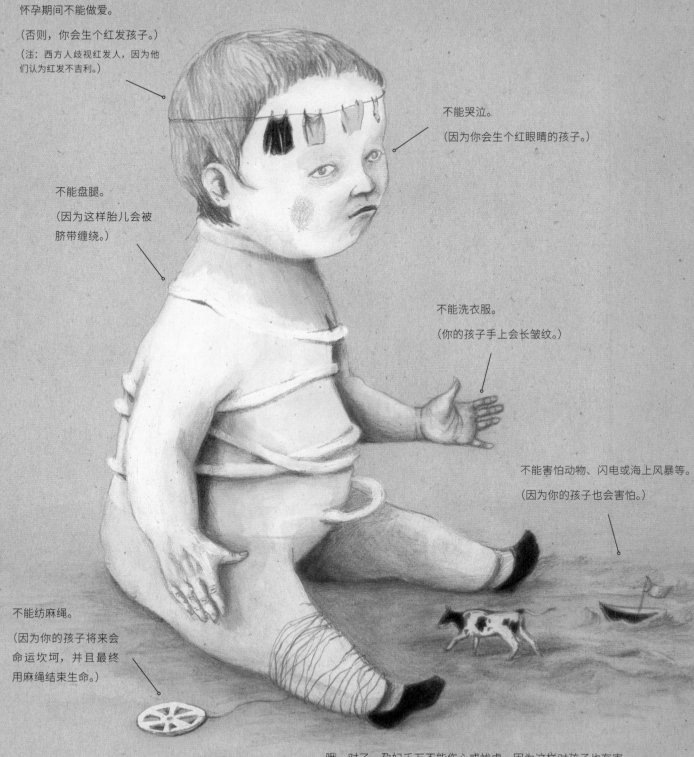

哦，对了，孕妇千万不能伤心或忧虑，因为这样对孩子也有害。

（好像这些禁令不会让孕妇倍感压力一样！）

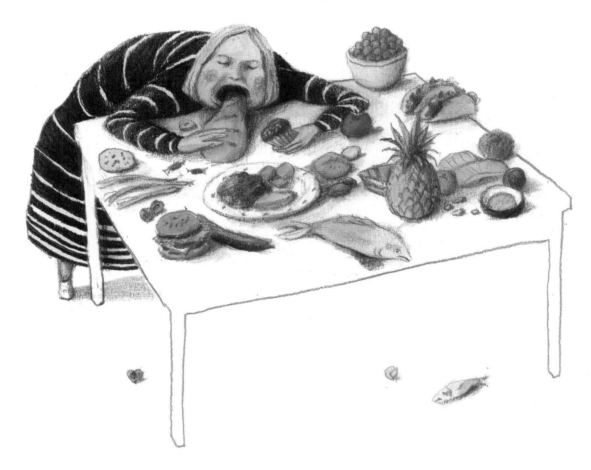

**能做的事！**

所幸的是，孕妇可以做一些事情来确保孕期一切
正常。

如果想要生一个漂亮的孩子，孕妇可以从童话故事
里剪下一张英俊的王子插图，挂在墙上，每天多看
一看。

孕妇也可以把一枚红玛瑙戴在脖子上，这块红玛瑙可
以保护胎儿，或者用一块鹰石更好。鹰石是一种空心
石头，可以听到里面有一颗小石头在响动，所以人们
也称它"怀孕"的石头。

最后，孕妇晚餐吃两份是明智的做法。毕竟，她是为
两个人吃饭的：第一口给孩子，第二口才给自己。

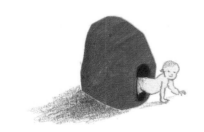

## 现在呢？

如今，孕妇不再因为担心生出唇裂的婴儿而害怕兔子了。然而，这些过去人们普遍相信的说法纯属无稽之谈吗？

也不尽然。就像在很多时候，这些说法背后隐含的道理并非错误：孕妇做什么或不做什么会对腹中胎儿产生影响。现代医生建议孕妇戒烟戒酒，也是因为烟酒对胎儿有害。而且，正如你所读到的，母亲的饮食可以部分决定孩子以后的饮食偏好。

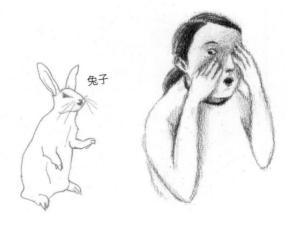

兔子

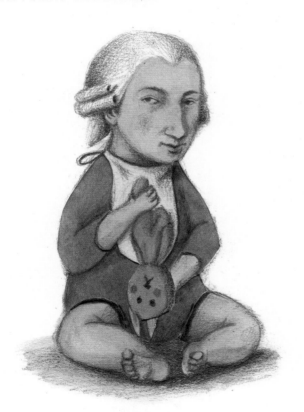

不过，现代父母有时候因关心胎儿而剑走偏锋。一些父母成天为胎儿演奏莫扎特的音乐，因为一些科学家声称音乐可以让孩子更聪明。遗憾的是，后来研究证明这么做几乎是徒劳。对于胎儿来说，无论是莫扎特、催泪电影还是鸟叫声，都不会对他们的智力产生影响。

所以，如今我们认为正确的事情在未来可能会出现在一本书里，被称作"古怪的孕妇规则和禁令"。

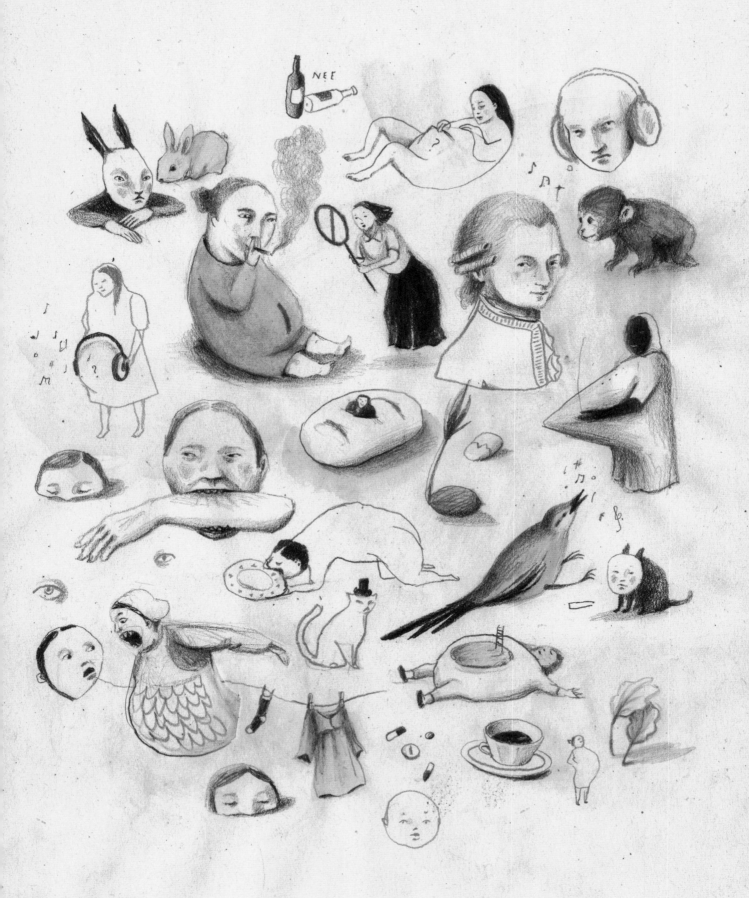

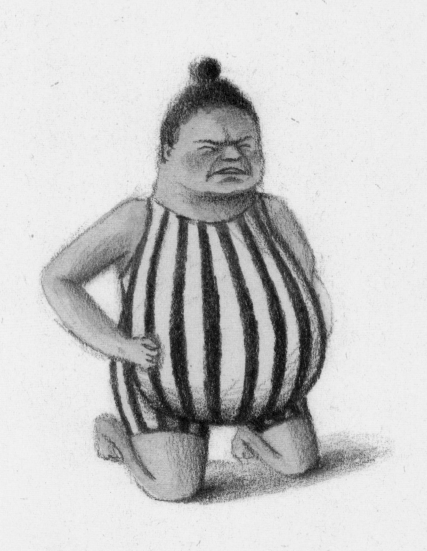

# 第三章　出生

**9 个月时间里从一团细胞成长为约 3 公斤重的胎儿**……这真是一个伟大的奇迹。但是，这个尚在孕妇大肚子里的孩子必须通过狭窄的阴道出来，降生到这个世界。怎么出来？这听起来像是个"如何把大象装进冰箱"之类的谜题。

不过，大自然已经解开了这个谜题，你在本章可以找到答案。同时，你还能了解孕妇如何分娩（并非总是躺在床上！）以及如何加快分娩过程的知识。此外，你还会读到关于接生婆（有人称之为智慧女人，也有人称之为古怪女巫）以及在妻子分娩后自己体验生孩子的男人们的故事。

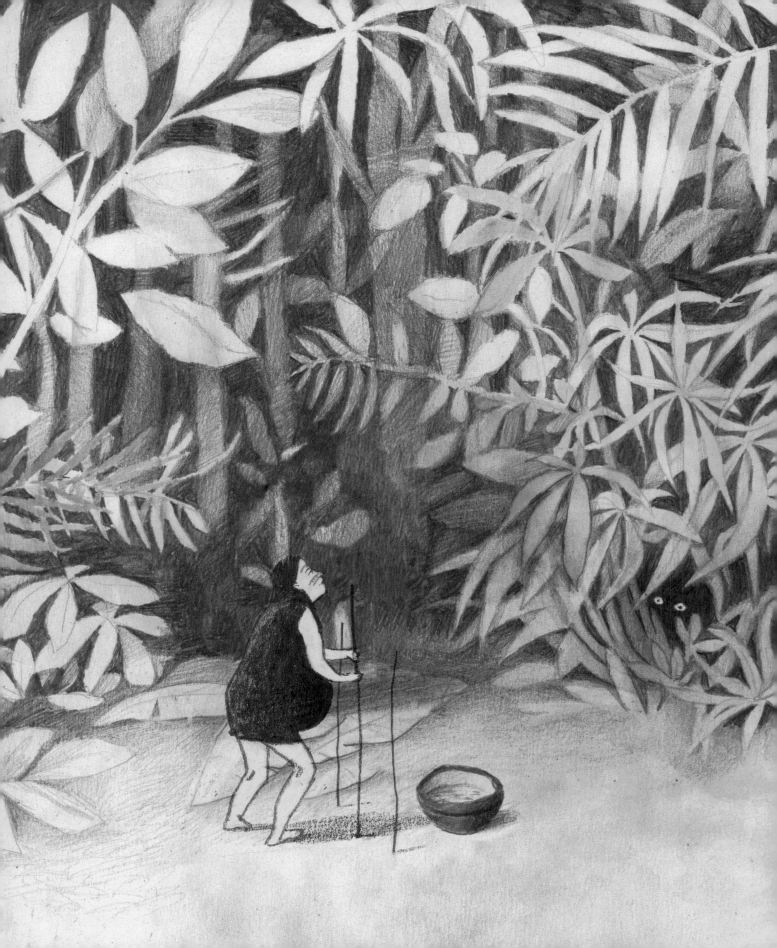

# 满足

"多少才够？"萨满拿起手机来，"今天我们就能听到他们的回答！"

塔里的房间里挤满了人，所有附近的居民都来了，有些人甚至穿越树林走了 3 天才到达这里。大家都想知道今天会有什么决定。

苏阿斜倚在房间的一根柱子上。她不想和女人们坐在一起，挺着大肚子坐在那里很不方便。

苏阿知道今天在首都讨论的事情有多重要。上次飞机停在树林里的时候，许多西装革履的男女都在那里。

"法官很有可能判定你们的领地需要受到保护。以后不会再有人钻探石油了，大公司还必须清理他们造成的污染。我们会赢的！法律站在我们这边。"

但是，苏阿心想，这法律是谁制定的呢，里面写的不是我们的规则，也不是阿丘雅部落的规则。法律来自那些外地人，那些陌生人，那些用衬衫或猎枪为交换条件问了一堆问题的商人。法律只跟他们的任务或和那些石油公司有关。这样的法律怎么可能保护我们呢？

苏阿咬了咬腮帮子，闭上了眼睛。从今早开始，她的肚子又开始抽筋，比前几天更加剧烈，更加频繁。苏阿转过身来。无论首都的消息今天何时能到，哪怕马上就到，她也不能待在这里了。她的孩子要生了，刻不容缓。

苏阿感到有些疲惫，下巴紧缩着。她走到河边，打了一碗水。这里的河水很清澈，但不远处河水就变黑了，散发着臭味，因为那里有很多外地人用机器从地底深处钻探石油，他们任由油泥流到河里。他们似乎觉得索取得足够了，但同时又想要更多。

苏阿端着满满一碗水，缓慢地向自家花园走去。屋子里还有很多

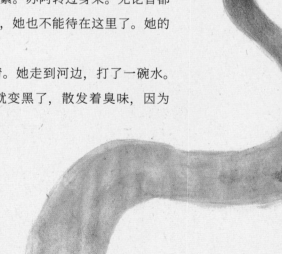

男人围坐在拿着手机的萨满身边。他们一边等待消息，一边说着话。苏阿路过时看到塔里看着她，但没有站起来。生孩子是女人自己的事情，苏阿要在花园里生。

一切都已准备就绪。在一片植物环绕的空地上，苏阿之前已将两根棕榈木棒杵在地上，中间绑上了第三根。她放下碗，检查了一下第三根木棒，这根木棒足够结实、牢固，完全可以承受她的体重。

苏阿跪在铺于地面的香蕉叶上，她铺得很厚，这些香蕉叶也足够柔软，孩子在上面生没问题。

苏阿点了点头。此时她心跳加速，犹如胸膛有一头猎犬一样。她感到有些害怕，但既然一切该做的都已经尽力做好了，那就可以了。

苏阿在两根棕榈木棒之间等待着下一次宫缩。在她周围生长着许多植物：木薯（枝条很长，叶片似假发）、大豆、地瓜、花生、菠萝以及又大又圆的南瓜。苏阿称它们为植物宝宝。她细心地照看它们，为其除草、浇水，还轻声唱歌给它们听，这样它们才由小变大。这些植物虽然不会说话，但苏阿唱歌的时候，它们都在默默倾听。苏阿每天都会检查植物叶子和茎上是否有虫子侵害，就像小精灵努基一样。小精灵努基生活在地底各种草根之间，它知道植物宝宝们何时成熟，何时可以收割，以及何时会有刺豚鼠来啃胡萝卜。当努基呼唤一种植物的名字时，这种植物就变得成熟了。

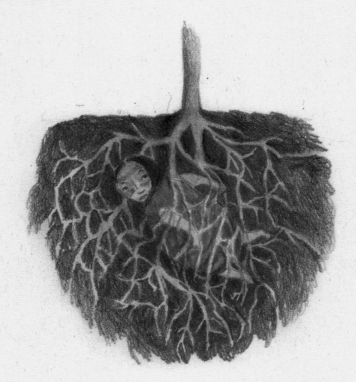

"我是一个努基女人。"苏阿轻声唱道，"我常常从大地上召唤食物，当它们听到我的声音，就会破土而出。"

苏阿痛得下巴皱了起来。这次宫缩非常剧烈，贯穿了她整个身体，她几乎想要尖叫出来。但坚韧勇敢的母亲不会大喊大叫。不然的话，树林中的幽灵会听到并诅咒她的孩子，让孩子永远脾气暴躁，阴郁古怪。

苏阿喘着气喝了一口水。这次宫缩退去了，但她知道还会有下一次，而且会更剧烈。为了分散注意力，苏阿凝视着香蕉树之间的暗处，这些香蕉树是塔里为她种植的，在树林边缘和她的花园里都有。有什么东西在那里移动吗？是不是有只刺豚鼠落入了塔里设下的陷阱？

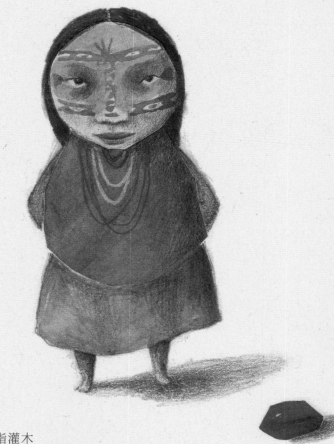

但不是，并没有刺豚鼠。在那片绿叶深处，有一双眼睛正盯着苏阿，这双眼睛长在又圆又红、仿佛用胭脂树红涂抹过的脸蛋上面。正是小精灵努基本尊。它此刻如此安静，就像一只等待捕捉苍蝇的蟾蜍一样。它端坐在一支倒地的树干上，小小的、胖乎乎的胳膊环抱在同样小小的、胖乎乎的腿上。

苏阿眨了眨眼，这是真的吗？如果女人在花园里看到小精灵努基，通常是她睡着了。那她是在做梦吗？显然不是，苏阿不必掐自己就知道她是醒的，因为自上次宫缩后她浑身的肌肉到现在还很痛。从她的两腿之间，血水正稀啦啦地滴在香蕉叶上。

这时，努基睁开眼睛，用尖尖的下巴指了指灌木丛地面上的某个东西。

苏阿犹豫了。她应该站起来吗？还是一动不动地坐着？但是既然小精灵努基向她指示，一定不是没有原因的。它在告诉自己什么。

苏阿撑着木棒站起身来，现在她看不到小精灵努基了，但确实看到地上有个东西在闪闪发光，如同森林野火被扑灭后残余的最后一星火焰。

　　苏阿小心翼翼地走向它。离树林这么近，她必须保证不发出任何声响。在香蕉树丛之间，她弯下腰来。苏阿做梦都没有想到，在眼前地面上，有一颗闪亮的红色石头。苏阿屏住呼吸，她知道那是什么：是一块努基之石，名为南塔石（代表希望）。如果一个女人在自家花园里埋下这颗石头，她将收获长如人腿的木薯以及圆如肚子的南瓜。一个拥有南塔石的人一辈子都会丰衣足食。

　　苏阿伸出手，想把石头捡起来。但就在此刻，她浑身肌肉忽然像拳头一样紧缩起来。苏阿赶紧靠在树上。在这一分钟，除了感到疼痛之外她大脑里一片空白。随后，她意识到自己几乎犯了一个大错误。她的肚子，甚至是她的孩子，都曾提醒过她。

　　南塔石可不是仅仅捡起来那么简单，它能给人带来很多东西，但同时要求也很多。

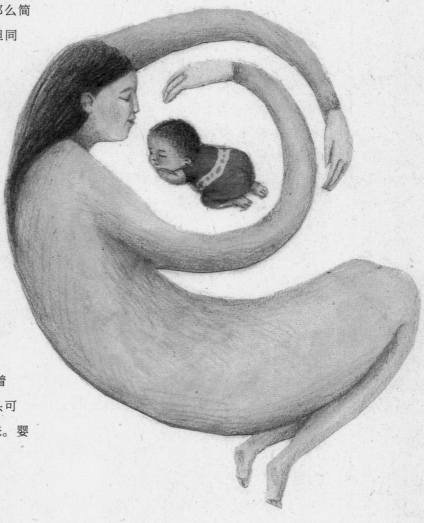

　　如果你不把南塔石用毛巾包裹好，扣在两个碗里（就像果壳里的坚果仁一样），它就会像幽灵一样在花园里四处游荡，并从小孩子身上吸血。你必须念诵咒语，将红色的胭脂树果汁倒在南塔石上，这样南塔石就可以生长，并使香蕉树长得高耸入云。

　　任何东西都有代价，让人"丰衣足食"的南塔石亦是如此。

　　苏阿向后退去，眼睛仍然盯着南塔石，它始终待在原地。石头可以等待，她的孩子必须先生下来。婴儿不会等待任何东西或任何人。

苏阿蹲坐在她的香蕉叶床上。下次宫缩来的时候，她必须倾尽全力。

现在是夜晚时分，苏阿躺在自己的床上，怀里抱着一个小女婴。她长着乌黑的头发，两只眼睛发着光，看起来像是河水中的鹅卵石一样。她用小嘴不停地吮吸着苏阿的手指、乳头或手臂。随后，她在苏阿的臂弯里找到一个舒服的地方，兴奋地看着周围的一切。尽管只是个小小婴儿，但她并不惧怕这个大大的世界。

在她的床帷之外，苏阿听到有人谈论说萨满的手机仍未响起。

"我们还不知道他们的答案：多少才够？"

"也许他们自己也不清楚？"

"也许永远都无法满足。"

"你听说了吗，塔里捡到一颗努基之石。"黑暗里另一个人说道。

"努基之石！那还管别人的想法干吗，塔里妻子的花园将永远硕果累累！"

"如果她能把石头保存起来……她现在有了个婴儿……"

苏阿打了个哈欠。她感到异常疲惫，身体像是被撕裂的植物一样，只有撕开了才能完成繁殖。不过，她的床很柔软，双脚也感受着炉火的温暖。苏阿让自己的小宝贝吮吸她的手指，然后把眼睛闭了起来。此时其他人的声音听起来格外柔和，就像虫子的嗡嗡声一样。苏阿独自躺在床上，她的孩子就在身边，这里很温暖，也很安全。不久，她的乳房里将充满乳汁。

此时此刻，苏阿心想，一切都满足了。

### 💡 出生警报

哔，哔，哔！生命中第一次听到闹钟响起是在将要出生的时候。大自然母亲相信你在子宫床上躺了足够长的时间。你该起床到外面去了！分娩开始。

**但是，怀胎九月后，出生警报是怎么响起的呢？**

如果你去问科学家，他们会开始咳嗽，支支吾吾，过一阵后其中一位会说："呃，有这样一种理论……"然后会给你讲关于各种激素——"母亲体内的物质"等一些复杂故事，或者关于胎儿通过一些物质来发出"嗨，我准备出来了"之类的信号。

但事实上，没有人知道确切答案。出生警报依然是大自然最大的谜团之一。也许这个谜团很快就会被解开，谁知道呢？也许就在本书刚刚出版之后。不过，也可能需要再过 10 年或 20 年。说实话，世界还存在许多未解之谜，这本身就是让人兴奋的事情。

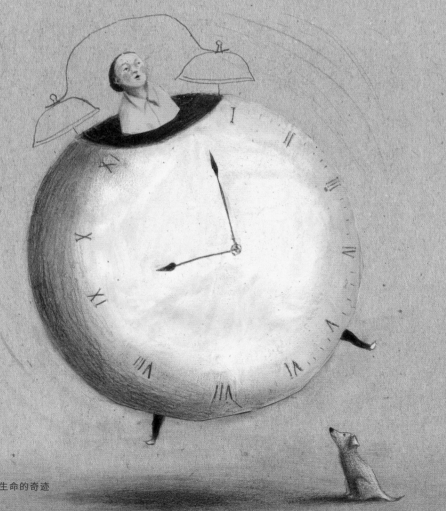

# 出生 —— 夹杂在血液、黏液、粪便和尿液之中的奇迹

孕妇如何知道出生警报正在响起？

在出生前几个月，假警报可能已经响了多次。女人的肚子开始为生孩子这场大型演出提前排练。孕妇的子宫肌肉开始频繁收缩，就像准备激烈战斗的拳击手的肌肉一样。子宫肌肉必须经过训练才能保证分娩时处于完美状态。

在孕期最后阶段，宫缩训练会变得更加剧烈，更加频繁。紧张的父母已经收拾好行装，来到妇产科医院。不过，还不到时候呢。

有一个更可靠的征兆是当宫颈塞（作用是关闭子宫）脱落的时候。宫颈塞是什么？这是医生们的专用词汇（他们觉得自己很时髦，不屑于使用普通词），实际上就是一种黏液塞。这个词更恰当，因为脱落的黏液塞最像一坨白黄色的鼻屎，有时还带有一些血丝。当黏液塞脱落时，女人可以确定自己将在两天内分娩。

**"还要到什么时候？**
**已经 40 周了，也就是 280 天**
**或 6720 小时。**
**是时候了！"**

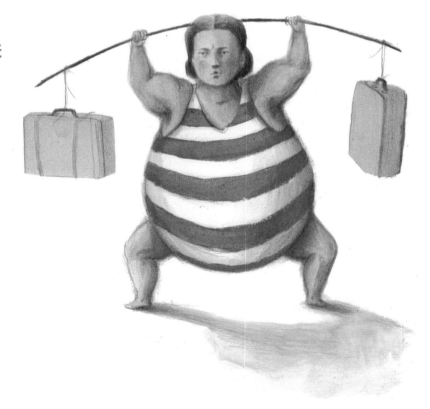

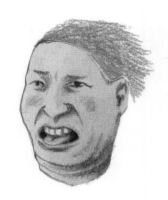

"呃……非常有趣，但是有必要说这些吗，什么黏液、鼻涕、血丝……挺恶心的！"

"嗯，有必要。
还有更多呢。"

## 宫缩

在孕期结束时，胎儿的泳池开始泄漏：保护膜破裂，羊水流出。这种情况通常发生在真正宫缩开始之时，但有时会来得更早一些。这标志着孩子真的要出生了：子宫肌肉剧烈收缩，努力将胎儿推出去。胎儿将离开他那安全的水世界，来到子宫外的人类世界。

但实际并非那么容易。有时候人类婴儿似乎不想出来。人类平均出生时间为 8 ~ 24 小时，而大猩猩婴儿在半小时内就能生下来。差别怎么那么大？毕竟，人类和大猩猩是动物世界的近亲，对吧？

这与以下事实有关：我们人类结合了两种难以相融的特性，即：拥有一个发达的大脑，同时两条腿直立

行走。由于头脑发达，所以我们的脑袋很大；由于两条腿直立行走，所以骨盆很小。然而，出生时大脑袋必须从小骨盆中挤出来，这真是一件为难的事情。对于每个人来说，出生之时是一生中最凶险的时刻。在未来，你遇到的任何风险都不会比分娩时所遇到的更大。

（你看：你已经安然度过了危险期并生存了下来，并且此刻还正在读这本书！）

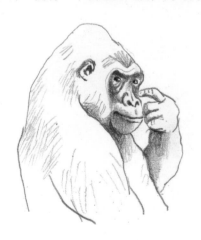

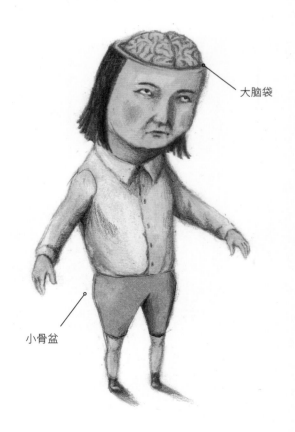

大脑袋

小骨盆

宫缩真正开始后，子宫出口会变宽，直到婴儿脑袋可以从那儿出来。人一般是脑袋最先出来，这通常是分娩最艰难的时刻。

## 用力！

如果婴儿出生的通道有 10 厘米宽，分娩就可以正式开始了。"我们不再单独战斗了。"宫缩对孕妇的身体说，"用力！"孕妇竭尽全力把婴儿向外推。婴儿必须生出来！但是，最先出来的是母亲体内残留的粪便和尿液。

💡 **可塑的脑袋**

婴儿脑袋或多或少是可塑的。在婴儿时期，你的头骨是松散的，相互之间可以滑动，之后才会逐渐定型。这就是为什么婴儿脑袋看起来会变小（以及为什么一些新生儿长着古怪的尖头）。这是大自然母亲的权宜之法。也许在未来 10 万年内她会想到更好的方法，谁知道呢。

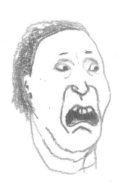

**"咦！先是黏液和鼻涕，现在又是粪便和尿液！"**

**"呃，我提醒过你……"**

**"好吧，的确，继续吧。
我待会儿再看。"**

**"别，不要！
因为现在随时……快看！"**

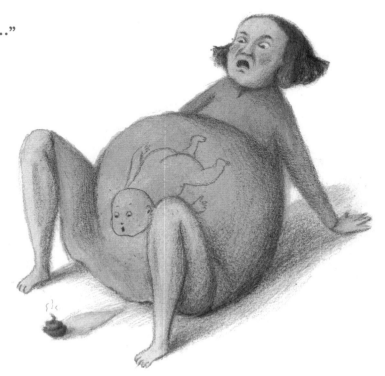

在宫缩开始后的 30 分钟到 2 个小时内，你将看到婴儿的头顶：像熟鸡蛋一样软，或者像猕猴桃一样毛茸茸的。

**"什么？什么？我啥也没看见。"**

**"太晚了！等着下一次宫缩吧。看，又来了！"**

经过一两次用力，婴儿的整个脑袋都会出来。接着是一侧肩膀……另一侧……然后就这样，快得让你无法置信……身体、双腿、双脚、脚趾……

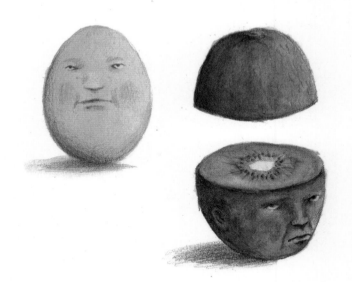

**"喔，最终，整个婴儿出来了。但是……但是……他的鼻子怎么了？那个白色黏稠物是什么？还有那绿色的是啥？呃！"**

## 新生儿

新生儿并非是最漂亮的。他们刚从狭长的通道中出来，这不是一件容易的事。婴儿脑袋尖尖、鼻子下榻的情况并不罕见，就像老年人眼睛浮肿、满脸皱纹一样，属于正常现象。婴儿皮肤外通常会覆盖一层光滑的白色粘稠物，这种粘稠物的作用是在子宫中保护婴儿，并且有助于分娩。有时候，婴儿皮肤上会有一些绿色斑点。这是婴儿的第一枚便便，由婴儿吞下的皮肤结痂、头发和皮肤油脂组成。

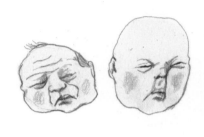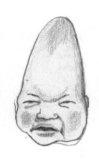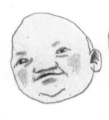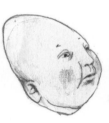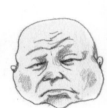

**"又是便便！好吧，赶紧清洗一下，把婴儿放在摇篮里。穿上可爱的蓝色或粉红色连身衣。"**

嘀嘀！马上到那一步了，但还差一点。对婴儿来说，母亲的胸膛是最好的床榻。但是，现在他仍然被脐带拴在旧床——胎盘——上。胎盘也必须生出来。

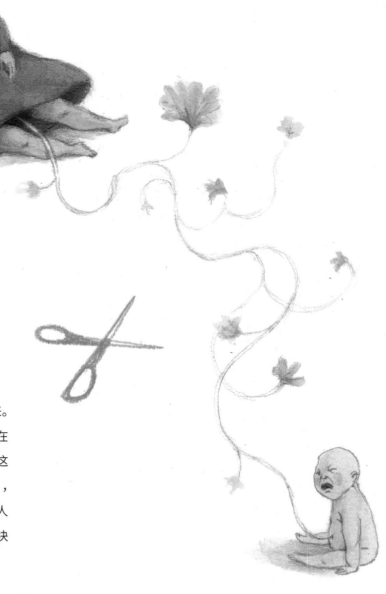

此刻，你将看到脐带像心脏一样给婴儿供血：它最后一次从母亲体内将充满氧气的血液输入到婴儿肚子里。随后，婴儿必须自己呼吸。初次呼吸是通过尖叫来完成的。所以，啼哭的婴儿是健康的！

几分钟后，脐带可以剪断了。唯一留下的只有肚子中央的肚脐，那曾经是你和母亲彼此相连的生命接口。

1～60分钟后，最后一次宫缩将胎盘也推了出来。这块大肉枕头一直在子宫里保护并哺育着婴儿，现在它没什么用了，只好被丢掉（至少医院里生孩子是这样）。在世界上某些地方，胎盘被称为"第二婴儿"，是新生婴儿的孪生兄弟或孪生姐妹。婴儿出生后，人们会将胎盘恭敬地埋葬在离家不远的地方，因为这块血糊糊的肉块也是新生命奇迹的一部分。

### 💡 一起休息

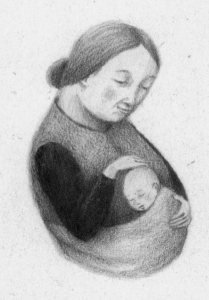

婴儿出生后，孩子和母亲终于可以开始休息，并了解彼此。婴儿躺在母亲的胸膛上，紧紧地依偎着母亲。婴儿嗅着母亲的芬芳，感受着母亲的温暖，倾听着母亲的心跳。尽管他很小，却知道新生哺乳动物所能理解的一切：在母亲怀里很安全，很舒服……还能喝到乳汁。他闻着母亲的乳房，张开嘴巴，试图吮吸乳头。

婴儿感到既安全又快乐，过一阵就睡着了。不管今后会有什么际遇，生命最初都是无比美好的。这也是目前最重要的事。

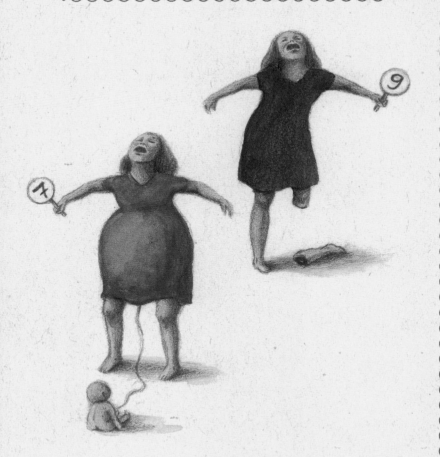

### 💡 生孩子和锯腿，哪个更疼？

如果你在电影中看过女人生孩子，一定能感受到那伴随着撕心裂肺的尖叫声。现实中真是这么夸张吗？

这要看情况。有些女人可以很好地应对疼痛，有些女人则会说："不要再提那种疼痛了。"还有些会喊道："就这一次，再也不要了！"

分娩到底有多疼呢？那种痛感可以测量吗？

一位名叫罗伯特·梅尔扎克的研究员做了一次尝试。他给女人们分发了一张表格，让她们填写宫缩有多么疼痛。随后，他将这些女人的反馈与遭受了其他痛苦的人对比了一下，得出了一项疼痛指数。该指数显示宫缩引发的痛感高于腰痛、牙痛和风湿病痛，不过，比无麻醉条件下截肢的痛苦要轻。如果这样可以让人感到宽慰的话……

# 接生婆 —— 智慧女人还是古怪女巫?

在村庄里,不管任何人出生或是死亡,有一种女人总站在身边,她们就是接生婆。接生婆既帮助孕妇生孩子,又帮助清理死者尸体。所以,接生婆有个绰号叫"帮忙女人",在伊拉克又叫作"全民之母"。

接生婆的职业名称(英文: midwife)与中间(mid)毫无关系。它由古英语单词"mid"(意为"和……一起")以及"wif"(意为"女人")组成,所以字面意思是和女人在一起,即和待分娩的女人在一起的人。

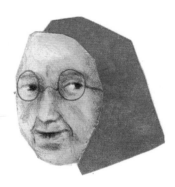

接生婆通常从母亲那里学艺。她随同母亲一起接生,边学习边当助手。同时,还可以帮母亲拎东西。一名优秀的接生婆通常会备好一切必要之物,包括一束绞纱(用来扎住脐带)、一把锋利剪刀(用来剪断脐带)、一团棉布、一瓶醋(用来止血)、一罐黄油,以及接生婆自己的秘密药膏(在出现严重分娩危险时使用)。如果分娩失败了,接生婆还备有一瓶圣水,用来为孩子施洗,使他可以上天堂。如果要到有钱人家去接生,接生婆还会拖上她的分娩椅,是一把沉重的木椅,孕妇可以坐上去。

接生婆做的第一件事情是检查子宫口有多宽:一指宽?大拇指长?还是一掌宽?接着,她会用黄油擦拭阴道,以便婴儿更容易出来。另外,接生婆还会和孕妇一起绕着桌子转圈,或者上下楼梯走动,确保孩子可以快速生下来。如果接生婆认为生产时间太长了,她还会为孕妇按摩,因为她相信顺利分娩应该是很快的。

成功分娩后,接生婆通常会多待一会儿,确保一切正常。婴儿想喝东西吗?母亲发烧了吗?这些情况下,接生婆可以用几种草药来解决问题。

在过去,接生婆通常像是童话故事里的巫师。她们一般都是老女人,经常在半夜时分醒来活动。据她们说,自己是要去接生。但热衷八卦的邻居们往往会小声议论,该不会是去参加巫师法会了吧。

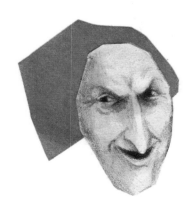

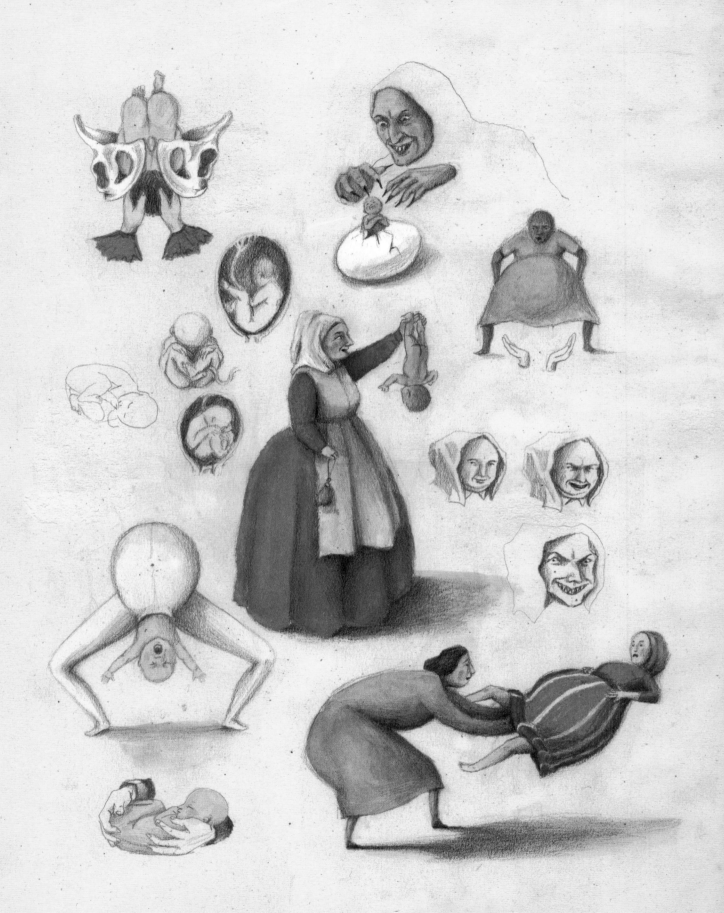

来吧！

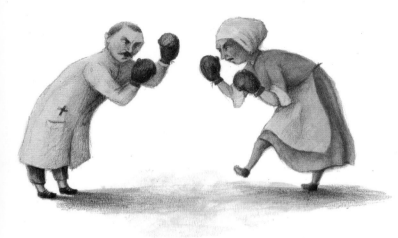

医生和接生婆可以互相学习很多知识，这种情况也时有发生，但大多数时候是接生婆听取医生的建议，而非相反。接生婆会向阅读了产科学和解剖学相关书籍的外科医生求教（因为多数接生婆不会阅读）。

这样，她们就能了解人体结构以及分娩困难时可以采取的措施。但医生们从不向接生婆学习。这实在令人遗憾。数百年来，世界各地的接生婆从实践经验中积累了相当丰富的知识，这些知识（比如，最佳分娩姿势）足以填满整个医学图书馆。

这种"巫师属性"对于接生婆来说是个大麻烦。教会曾经控诉接生婆使用巫术。在 16 世纪，有些接生婆甚至被绑在火刑柱上烧死。医生也讨厌接生婆四处活动，接生婆是从实践中获取知识的，这当然不如从书本上得来的可靠！此外，医生将接生婆视为竞争对手。要想赢得竞争，有一条捷径就是诽谤她们。

在 17 世纪和 18 世纪的医学书籍中，随处可见关于接生婆的恐怖接生故事，她们手上长着黑黑的指甲，拽着婴儿的手臂从孕妇体内拉出来。

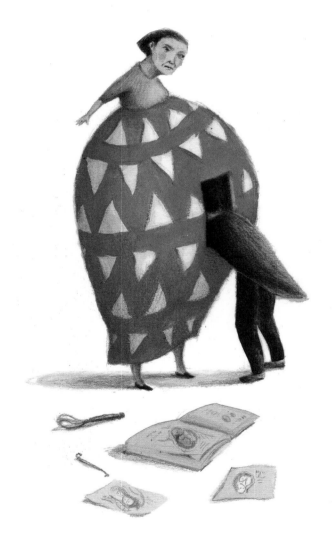

但事实如何呢？接生婆到底是智慧女人还是古怪巫婆？正如常理所言，事情往往不是非黑即白或非善即恶，接生婆也一样。

医生可能读过很多学术书籍，但他们甚至连老鼠产崽都没见过，所以医生犯错在所难免。

而接生婆虽有丰富的实践经验，但她们对女人身体内部构造所知甚少，所以也会犯一些致命错误。

# 女汉子站立产子

**"躺在床上生孩子？胡说些什么！你是在生孩子，不是要死了。真正的女人是站着生孩子的。"**

如果你告诉一位来自 1880 年代法国洛林的母亲，说她的后世女儿和孙女躺在医院床上分娩，她会这么跟你说。

历史上，在医生干预之前很久一段时间，生孩子仅是女人的事情，女人会按照自己的意愿分娩。

通常，她们会蹲着生孩子。临近分娩的女人会找一个空间足够大并且在半裸的数个小时内不会着凉的地方。一般会选择壁炉前的一堆干草上。为什么不躺在床上呢？原因有多种，其中之一是，那些年代的毯子、床单和床套非常昂贵，人们不愿将其弄脏。甚至有些女人过于在乎家里的干净整洁，会选择在牲口棚里生产。牲口棚里有足够的干草，并且由于养着牲口，干草堆上又温暖又舒适。

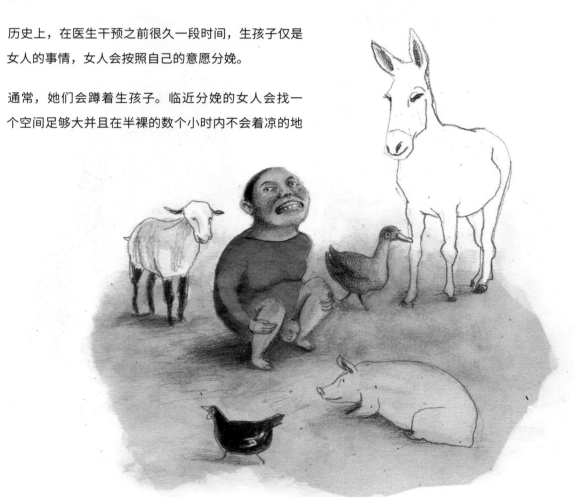

根据接生婆的说法，必须允许孕妇做她想做的事，对于产妇也是如此。如果产妇想要四处走走，就让她四处走走。如果产妇想要跪着生产，就让她这么做。现代科学也认为这是一个好主意。

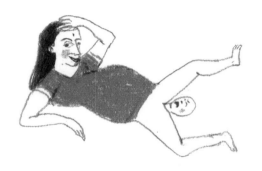

产妇分娩时采取下蹲姿势，有利于扩大身体开口，这样婴儿更容易生出来。而且，由于重力作用，孩子会更快落地。

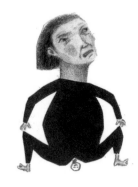

四处走走也是有好处的。当孕妇走动时，胎儿也会跟着移动。如果分娩前胎位不正，随着运动会自动调整过来。

美国土著居民说，"如果孕妇躺下，孩子将永远找不到出路。"那么，为什么后来女人开始躺着分娩呢？这是因为分娩时会有医生在场。医生需要为孕妇检查身体，躺在床上自然比蹲在干草堆上方便。况且，医生通常是一位知识渊博而又风度翩翩的绅士，他可不愿意跪在干草堆上！因此，孕妇只好仰卧着，尽管这样对她们来说很难用力。

幸运的是，那些生活在远离城市的妇女，由于没有医生上门，依然固执地按照自己的方式分娩。如今，很多医生也同意她们的做法！

**"好吧，但是，医生啊，我觉得坐着更方便！"**

**"嘘，小姐，咱俩谁对生孩子更了解呢？我学过这个！"**

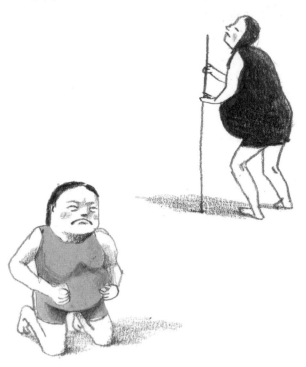

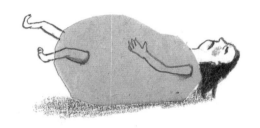

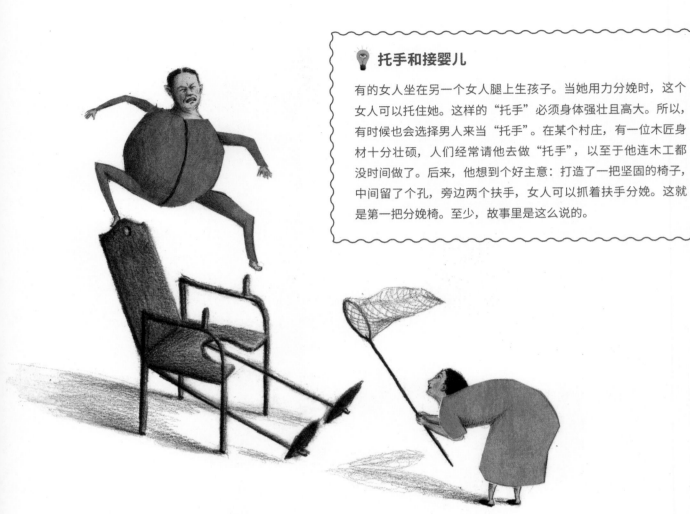

💡 **托手和接婴儿**

有的女人坐在另一个女人腿上生孩子。当她用力分娩时，这个女人可以托住她。这样的"托手"必须身体强壮且高大。所以，有时候也会选择男人来当"托手"。在某个村庄，有一位木匠身材十分壮硕，人们经常请他去做"托手"，以至于他连木工都没时间做了。后来，他想到个好主意：打造了一把坚固的椅子，中间留了个孔，旁边两个扶手，女人可以抓着扶手分娩。这就是第一把分娩椅。至少，故事里是这么说的。

能站立分娩的都是勇敢而坚强的女人，但这样分娩也是有风险的。如果孩子突然出来了，可能会从孕妇两腿之间掉落到地面上。而且，有时胎盘也会撕裂，造成危及生命的大出血。

为了避免这种情况，过去人们会安排一位接生婆去接婴儿。所以，帮助分娩这件事也称为"接婴儿"。

💡 **跪着分娩**

尼日利亚豪撒族的妇女是跪着分娩。因此，当地人不会问一个女人"你生了几个孩子"，而是问"你跪了几次"。

# 在疼痛中尖叫或用力？

苏阿在自家花园里安静地分娩，甚至毫无畏惧。这是很难得的。因为分娩过程通常一点儿都不安静。

如果孕妇在没有医生的情况下分娩，就像过去常常发生并且如今很多地方依然存在的那样，房间里很快会聚集很多女人。其中自然有接生婆，还有很多邻居、朋友和家人。她们有的取来水和干净床单，有的确保炉火持续燃烧，有的负责给产妇熬制补汤。在孟加拉国，祖母、母亲和姨妈会给孕妇讲述自己的分娩过程。同时，她们还会祈祷，念诵《古兰经》中的章句，确保一切顺利。

在过去，医生通常会把这些"叽叽喳喳的女人"请出房间。但是，如果孕妇在朋友和家人环绕下感到轻松自如，其实要比在一个陌生医生的陪伴下独自分娩更加容易。

其原因在于大自然的一个聪明诀窍：如果周围存在威胁，分娩就会推迟。这个问题在原始人类时期非常重要，因为那时候人类居于山野，无助的婴儿很可能成为诸如狮子和鬣狗这种掠食者的盘中餐。所以，孕妇最好在一个安全的地方分娩。即使附近没有狮子或鬣狗，如果孕妇感到焦虑不安，她的身体也会发出警告：等等！

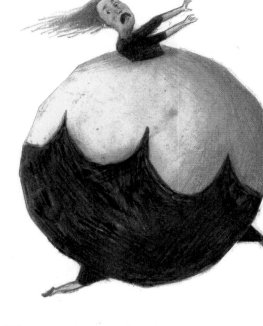

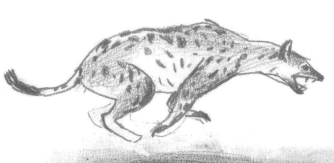

但是，就算孕妇身边站满亲友，也无法避免分娩阵痛。不过，周围有些噪音有助于缓解疼痛。

"你可以大声尖叫，最好让整个村子都听到。"这是过去法国母亲们给正在分娩的女儿提的建议。尽管尖叫需要消耗很多力气（孕妇需要用力），但的确有助于缓解疼痛。

曾有这样一项测试，要求人们把手放进一桶冰水里，结果表明，允许尖叫的测试组比必须闭嘴的测试组更能承受苦痛。

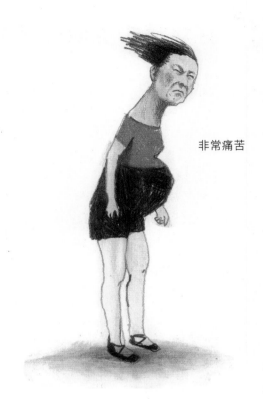

非常痛苦

痛苦减轻

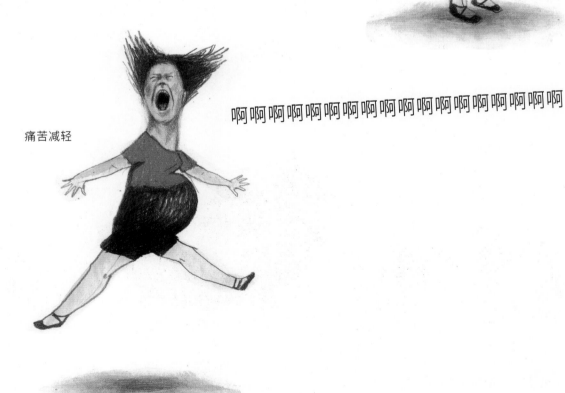

啊啊啊啊啊啊啊啊啊啊啊啊啊啊啊啊啊啊

# 分娩妇女的智慧

为了更好地生孩子，女人不仅要身体健康，还要心灵强大。如果心灵足够强大，就不会惊慌失措。孕妇需要感受如何呼吸、何时用力。但是，人在不孤独的时候更容易变得强大。因此，世界各地的妇女都会在分娩时互相帮助，不论是通过语言鼓励还是行为支持。

### 墨西哥 🇲🇽

首次怀孕的妇女会收到一条彩色长围巾，在怀孕期间可以缠在腰上。这条长围巾能够帮助孕妇支撑沉重的肚子，减轻背部负担。

在分娩时，这条长围巾可当作某种吊床使用。孕妇跪坐在地上，双手和膝盖触地，帮助分娩的人将长围巾绕在孕妇腹部，并将两端拿在手中。

然后，小心翼翼地提起围巾，再轻轻放下，动作逐渐加快，以便按摩孕妇腹部和背部的所有肌肉。这样不仅可以帮助缓解肌肉酸痛，还能确保胎儿处于恰当的分娩胎位。

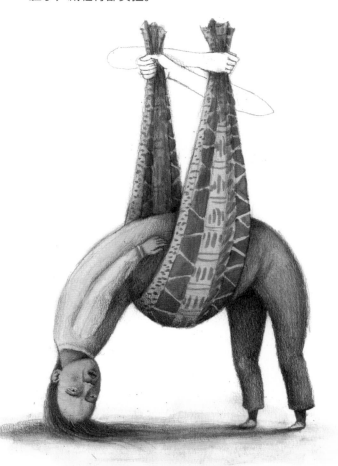

### 印度 🇮🇳

为了让孕妇放松心态，印度接生婆会使用这个技巧：她们将屋子里的所有门窗都打开，将皮带、丝带和窗帘上所有的结都松开，还有所有锁子上的钥匙都向左旋转：打开！

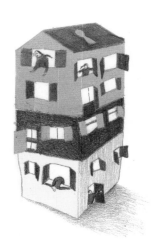

如果一切都可以轻松打开，那么子宫也会如此。

如果这个技巧没有奏效，接生婆还有其他办法。她会熬制一种用酥油（印度黄油）和干枣做成的热汤，孕妇喝了身体会变得温暖且柔软。或者，接生婆会用香菜籽和丁香制成凉茶来缓解疼痛。

## 泰国 〰️

泰国妇女认为，想要顺利分娩，孕妇必须保持活跃。在孕期最后几周，孕妇不要躺在床上，而要像往常一样工作和活动。

根据泰国老一辈接生婆的说法，如果孕妇在分娩过程中身体不能很好地张开，那她可能在某些方面没有做到"坦诚相待"。也许她辱骂了某人或者对某人撒了谎？

如果确有此事，那应该迅速将此人邀请到产床前。他或她需要用脚趾在孕妇额头上画一个圆圈表示原谅孕妇的过错。从这一刻开始，分娩会变得顺利。

这真的有用吗？分娩困难是由多种原因造成的。多数情况下，医生会比受辱的邻居更有用。但是，如果孕妇因过于紧张而无法轻松分娩，那这个方法可能会奏效，谁知道呢……

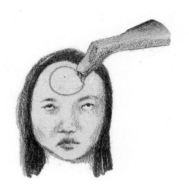

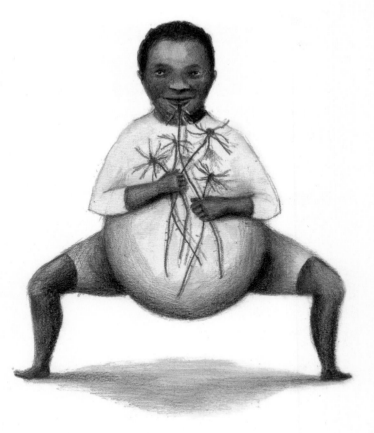

## 马拉维 🏴

如果分娩过程太长，医生会使用药物来引发宫缩。

马拉维的妇女在很久以前就发现了这种药物：长有尖刺的卡巴他草。这种草包含一种强化宫缩的物质，与女人体内所含的一种物质完全相同。

卡巴他草的提取物可以挽救妇女的生命，但也可能危及生命，因为人们通常很难掌握自制草药的强度。药性太强可能会导致婴儿过早到来，甚至在子宫口还不够宽的情况下，后果难以预料……

# 拥抱女英雄 —— 照顾新妈妈

在大多数故事里，"英雄"一词指的是征服恶龙或赢得战争的男人。但是，一个生孩子的女人所表现出来的英雄气概与前者相比毫不逊色。

在乌干达，人们将产子并使之存活称为"妇女之战'。在那里，分娩是一件有风险的事情，因为大多数妇女居住在远离医生或医院的地方。当地人将独自分娩的女人视为女英雄，觉得她们像猎人或士兵一样勇敢。

当人们看到她们的婴儿时会说，"还敢重来一次吗？"意思是还敢重新经历那漫长而艰难的分娩之旅吗？"太难了。"母亲回答说，"分娩之旅荆棘丛生。"但是，如果第二个孩子要来的时候，她依然会勇敢面对，毫无畏惧。

在墨西哥和摩洛哥，妇女分娩后会进行一种称为"骨骼闭合"的仪式。分娩过程中，孕妇的身体处于张开且拉伸的状态，周身骨骼也有如此感受。为了让身体恢复"完整"，产后女人会在充满热水和草药的浴缸中沐浴。之后，像婴儿一样被包裹在毯子里（在墨西哥，通常用她们在怀孕初期得到的长围巾）。在这条柔软的毯子里，新妈妈被其他女伴挤压（帮助她恢复体形）、按摩和拥抱。在此过程中，如果她想要哭泣，没关系，因为哭泣有助于精神康复。

在摩洛哥，刚从战争中回来的士兵也会接受同样的仪式。他们也需要从战争创伤中恢复"完整"。

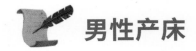 **男性产床**

过去，生孩子一直是女人的事情。自第一次宫缩开始，男人就会被赶出房间。在孩子生出来之前，男人只能找个地方和朋友喝点东西。

### 男人？他们只会碍手碍脚

历史上曾有一段时间，男人甚至是严禁进入产房的。在 16 世纪，德国医生维尔特由于男扮女装去看现实中的分娩过程，最后被烧死在火刑柱上。

但是，产床并非总是男人禁地。在危地马拉的玛雅文明中，妇女会坐在丈夫膝盖上生孩子。她可以抓着丈夫，或者把他推开。在此过程中，丈夫能够充分感受到分娩有多么困难，从而以后好好照顾妻子和孩子。

在印度南部，当女人分娩时，丈夫会穿上妻子的衣服，以此来分担妻子的分娩疼痛。

有些男人甚至在妻子分娩后，自己跑到产床上重新体会分娩过程，并大口喘气，呻吟，呼喊。最后，把婴儿抱在怀里，让他在自己的乳头上吮吸。

### "棒极了，先生，您生了个儿子 / 女儿。"

男性产床这个仪式存在于世界各地：印度尼西亚、科西嘉岛、黑海沿岸、中国、格陵兰岛、法国南部、俄罗斯和巴西等。这个仪式对男人来说十分重要。可能是男人嫉妒女人，因为她能生孩子而自己不能？或许因为男人想知道这个孩子是否真是自己的？（女人当然确定孩子是自己的，而男人……）又或者是因为男人非常怜惜自己的妻子，不想让她独自受苦？

确切答案无人知晓，你可以选择自己认同的解释。我个人偏爱最后一个。

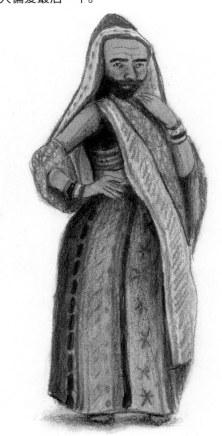

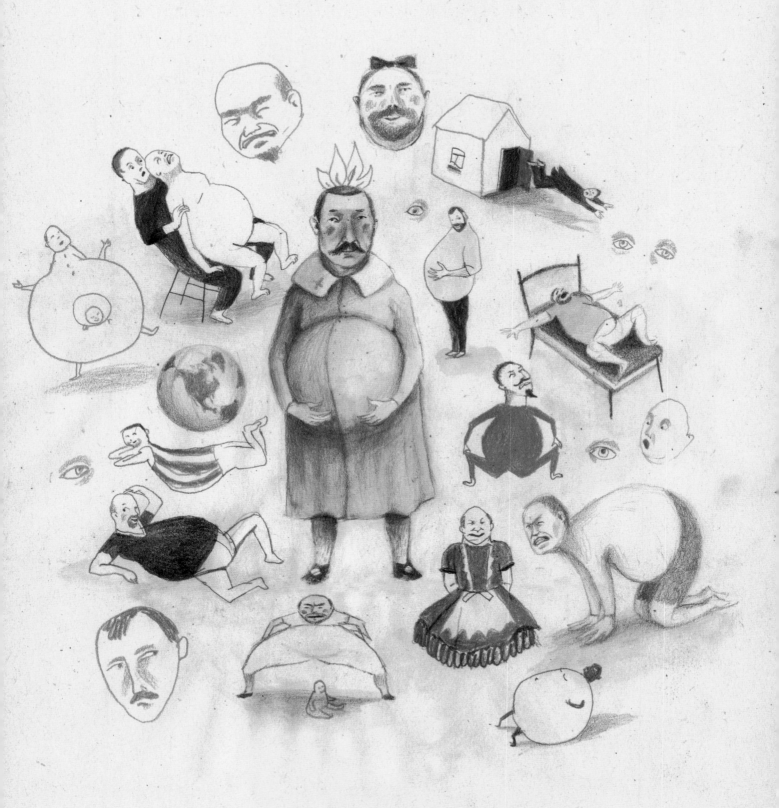

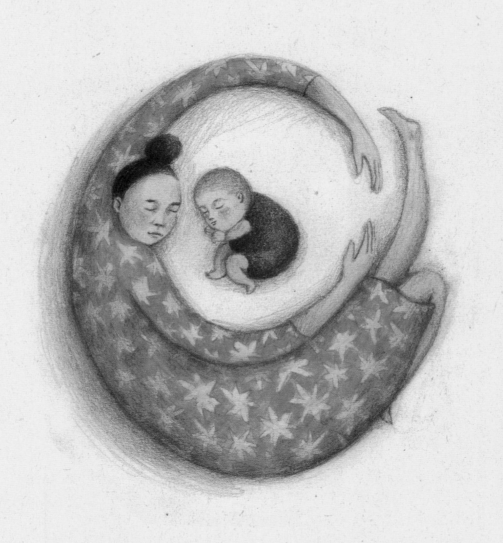

# 第四章　育儿

**生孩子容易，养孩子难。**

一个刚刚产下婴儿的母亲可能不会同意这句非洲谚语的前半部分，但后半部分无疑是正确的：将孩子健康快乐地养育成人，这本身就是一门艺术。

在本章中，你将读到母亲如何照顾婴儿，如何为婴儿酿造乳汁，以及用什么神奇方法来试探和保护婴儿。你将了解母亲与婴儿交流所用的特殊语言以及为哄他们入睡而唱的摇篮曲。同时，你还会发现在婴儿入睡时，父母如何憧憬他们的未来……

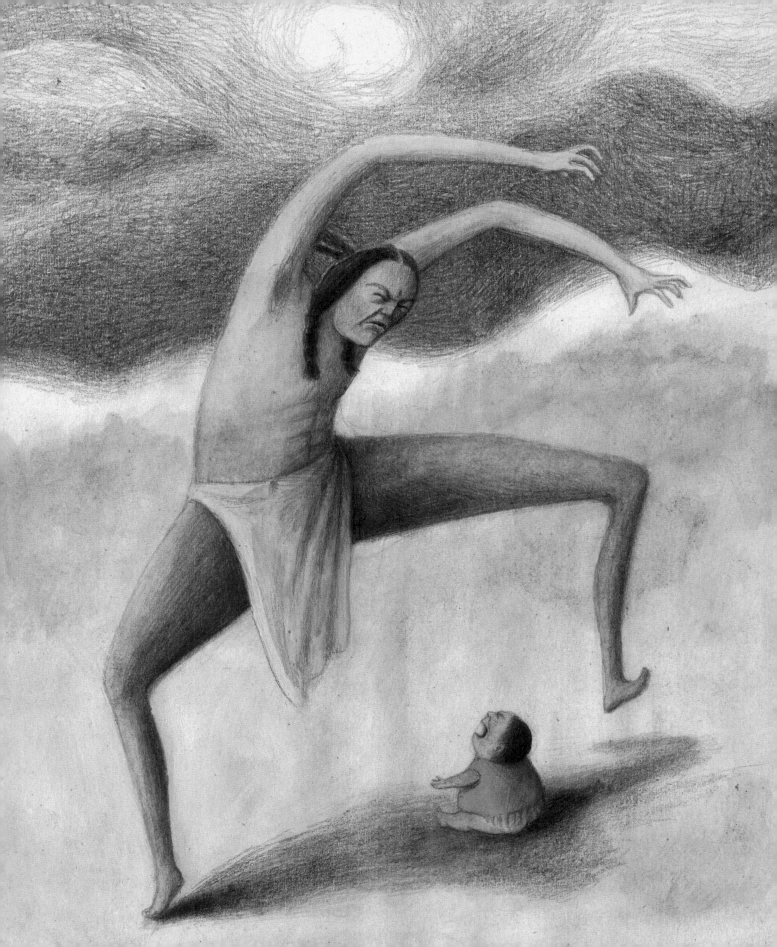

# 格鲁斯卡普和无敌的瓦西斯

格鲁斯卡普是世界上绝无仅有的、最伟大的英雄。他曾经击败像狮子一样大的巨型松鼠，杀死恶魔海狸，甚至征服了一只个头如山谷一样大、跳起来比天空还高的蟾蜍怪，因为这只蟾蜍怪偷走了人类所有的水源。

现在这片土地重新变得和平与安宁，人们长期过着安居乐业的生活，但格鲁斯卡普却变得无所事事、百无聊赖。他手持弓箭，整日在树林中到处游荡，寻找可以击杀的怪物。

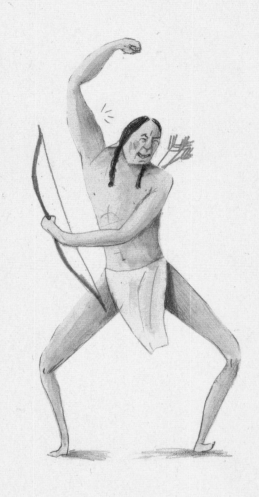

在一次旅行途中，格鲁斯卡普遇到了一个女人。这个女人看起来疲惫不堪，双眼失神，眼袋发黑，衣服上污渍斑斑，背上拖着一个沉重的袋子，里面装满了用枫树甜汁制成的糖果。

"女士！"格鲁斯卡普对她说，"这片森林里哪儿有需要我打败的怪物？我是伟大的格鲁斯卡普！任何怪物看到我都会仓皇逃窜。"

女人从她那未曾梳理的、乱如鸟窝的头发下抬眼看了看格鲁斯卡普，眼神里充满怀疑，几块燕麦粥面团从头发上掉落下来。

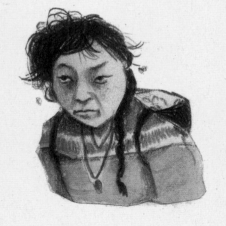

"哦。"她说，"那你可能还没遇到瓦西斯。"

"瓦西斯是谁？是个什么东西？"格鲁斯卡普急切地问道。竟然还有从未被人打败的怪物，这正合他的胃口。

"他是我的主人。"女人回答道，"我昼夜为他服务。但是，伟大的格鲁斯卡普，如果您能听我一点建议的话，请最好远离瓦西斯。您不知道自己会遭遇多大的麻烦。"

"你的主人？哈哈哈！我可不会伺候任何暴君！"

"您别无选择。"女人疲惫地解释道，"瓦西斯一手握着过去，一手握着未来。他是全世界的主人。"

"但他不是我的主人！"格鲁斯卡普喊道，"我是全人类和动物的主人。没有人可以征服我！"

格鲁斯卡普迈着大步走进树林深处。他不需要往远处看。在一个空旷处，瓦西斯大王正坐在那里，身边是一盘打翻的麦片粥，周围还有许多糖果篮子。他把一个皮球掷到地上，说道："咔咔！"

格鲁斯卡普傻眼了。多年以来，他在荒野之中纵横驰骋，寻找着各种怪兽、魔鬼和愤怒的巫师。但从来没有见过眼前的这种生物。这要怎么打败他呢？

当然要占尽优势，格鲁斯卡普对自己说，要用我强大的个人能力征服他。

"你过来！"他对瓦西斯说。

"咔咔！"瓦西斯回应道。

"我是来打败你的。"格鲁斯卡普挥了挥拳头。他跺了跺脚，大地跟着隆隆作响，"站起来，像个男人一样战斗！"

瓦西斯把球掷了过来。

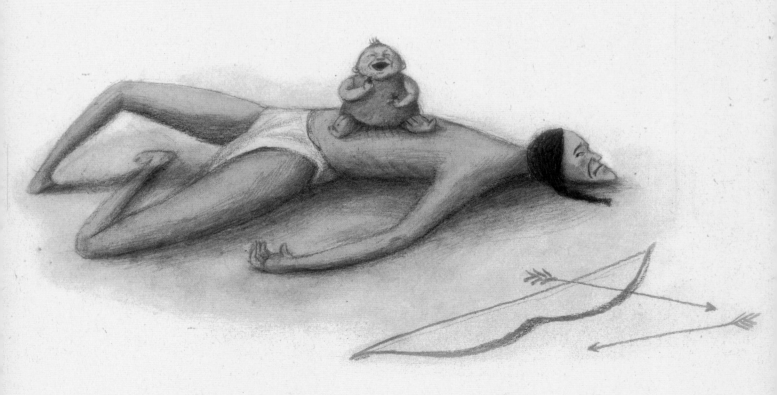

"我是认真的！"格鲁斯卡普吼叫道。

瓦西斯用拳头在篮子里面翻找，往嘴巴里塞糖果。

"好极了。"格鲁斯卡普咕哝道，"这是你要的。"他挽起弓箭，把瓦西斯手里的糖果射飞出去。瓦西斯看着空空的拳头，然后开始尖叫。

他哇哇大哭起来，愤怒地跺脚，直到森林里的大树都颤抖起来，格鲁斯卡普感觉脑袋要爆炸了。

"停！马上停！"格鲁斯卡普吼叫着，声如巨雷。但依然盖不住瓦西斯大王的哭声。

格鲁斯卡普使出浑身解数，他念诵咒语，但咒语马上被哭声淹没，他跳起迷踪舞，吟唱最强大的口诀，这个威力甚至可以吓跑魔鬼。但对瓦西斯来说，这些都无济于事，没有任何咒语、口诀、舞步可以击败他震耳欲聋的啼哭声。

格鲁斯卡普瘫倒在地，气喘吁吁，急忙把一块糖果扔给瓦西斯。无敌的瓦西斯用他威武的拳头抓住糖果，塞进嘴巴里。

"咔咔！"他得意扬扬地叫嚷着。

格鲁斯卡普转身狼狈地走出树林，这是他生平第一次吃了败仗。

从那一天开始，你可以打赌，每个开心地喊着"咔咔"的婴儿一定记得传奇的瓦西斯大王，记得那个喊着"咔咔"、投掷皮球、咀嚼着糖果的世界之主曾经是如何击败英雄格鲁斯卡普的。

因为在这个世界上，没人能抵挡婴儿的笑声，更没人能抵挡从摇篮里发出的震耳欲聋的尖叫。

# 魔法药水一样的乳汁

把一个新生儿放到母亲怀里，他能准确地知道该做什么。他蹬着双腿，向母亲的乳房爬去。那里一定有乳汁！

但是，母亲的乳房一时还无法加工乳汁。生下婴儿一天或三四天之后，才有真正的乳汁流出来。这期间婴儿会感到饥饿吗？不会。因为在降生的最初几天，婴儿吃到了人生最重要的一餐。最早的乳汁看起来不像乳汁，它并非白色稀薄，而是浓厚粘稠，并且像香草布丁一样呈黄色。它还有另一个名称：初乳。如果你觉得这听起来像某种魔法药水，的确如此。

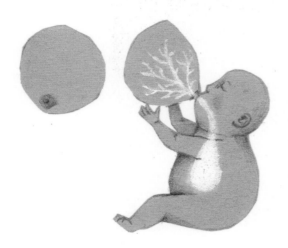

一茶匙初乳中充满了各种健康物质，包括可以攻击病菌的强大抗体以及使新生儿肠道正常工作的物质。几天之后，一旦母亲乳房中产出了真正的乳汁，婴儿的胃就完全做好消化吸收的准备了。

乳汁是大自然最有用的发明之一。无论是人类、狮子还是针鼹，都可以随身携带这种最好的食物。

每个母亲的身体可以产生正好满足其婴儿需要的乳汁。将一瓶牛奶和一瓶人奶放在一起，你看不出什么区别，但其实是有区别的。牛奶比人奶含有更多的脂肪和盐分，这对小牛犊有益，对人类婴儿却不利。人奶的味道更甜，因为其中含有更多糖分。母亲的身体为其乳汁添加了丰富的维生素和矿物质，这有助于婴儿的大脑发育。此外，母乳中含有数百种有助于婴儿成长和保持健康的物质，而且，有越来越多的这类物质被研究人员发现。例如，母亲在夜晚分泌的乳汁中含有一种催眠的成分，可以确保婴儿保持镇定和满足。

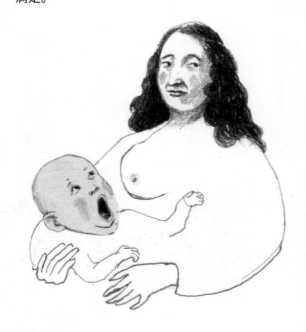

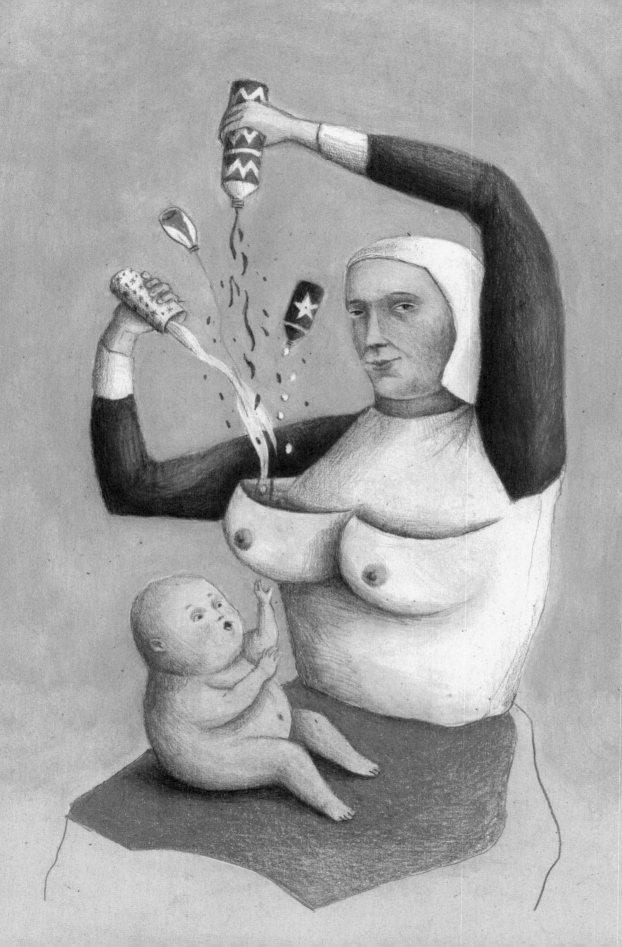

## 你需要学习如何哺乳

尽管乳汁如此重要，但奇怪的是哺乳并不会自然发生。母亲必须学习如何哺乳。这又与我们复杂的身体结构有关。母牛的乳房就悬挂在身体下面，小牛犊一般可以够得着。但是人类和猴子并非如此。他们必须把婴儿抱起来喝奶，母子肚皮互相贴着，母亲用手环绕着婴儿。

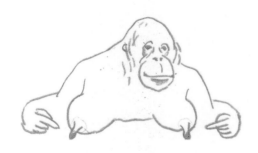

人类还有另一个问题。大多数母猴都有像奶嘴一样的乳头，而人类的乳头却很小。婴儿必须一口咬住乳头和一部分乳房，含在嘴里才能吮吸。母亲需要将婴儿的头部靠近自己的乳房，并确保婴儿把嘴张开。这里有一个小技巧：抚摸婴儿的脸颊，他会自动张开嘴。

> 💡 **母乳对每个人都有益**
>
> 在数千年前，尽管对维生素和抗体一无所知，但人类已经认识到了母乳的健康价值。过去，人们常用母乳治疗从耳聋到被蛇咬伤等多种创伤和疾病。如果婴儿眼睛疼痛，滴一滴母乳会有所缓解。在如今的尼泊尔，母亲们依然会用母乳给婴儿按摩，使他们变得健康强壮。

最后，母亲需要确保婴儿喝够时间。婴儿喝的时间越长，母乳就变得越有营养。母乳起初只是开胃小菜，脂肪含量仅占约 4%；喝到最后，打了奶油的大巧克力布丁就上来了，脂肪含量可以达到约 11%。

但是，如果哺乳过程不会自动发生，就像母牛、山羊、猫咪、熊猫和鲸那样，人类母亲怎么才能掌握这个技巧呢？非常简单：通过复制的艺术。母猴通过模仿其他猴子来学习如何哺乳。在过去，总有母亲在餐桌旁或市场上给孩子喂奶。这个现象如今已不多见了。在美国和欧洲，人们对于在公共场合哺乳的母亲嗤之以鼻，仿佛看到她们在餐厅中央往菜汤里吐口水，或者在桌布上擤鼻涕一样。粗鲁！呸！不礼貌！

不过，即使如此，女人依然像真正的厨师一样，为孩子做出了最佳菜肴。

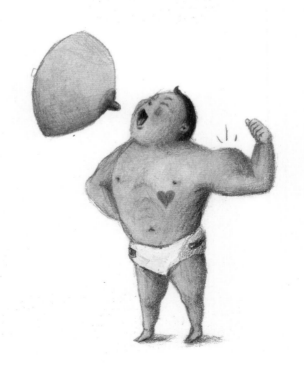

### 💡 奔跑者、携带者和躲藏者的乳汁

为什么人奶和牛奶有很大差异呢？因为牛是奔跑者，而人是携带者。出生数小时后，小牛犊就能稳稳地站立起来。危险来临时，它们可以跟着母牛迅速逃跑。这在过去是非常有必要的，因为那时牛生活在野外，周围随时会有天敌袭来，比如狼和其他掠食者。年幼的奔跑者必须快速变得高大、强壮、敏捷，所以奔跑者妈妈们的乳汁含有大量促进幼崽快速成长的营养成分。

其他动物则通过躲藏在巢穴或洞穴中来保护其幼崽。这些躲藏者经常需要将幼崽独自留在窝里，自己出去寻找或猎取食物。因此，躲藏者的幼崽可以从其母亲那儿获得有助于强身壮体、富含脂肪的乳汁，以便它们可以独自存活长达 12 小时。

和猴子一样，人类需要随时携带着婴儿。人类婴儿成长缓慢，很久才能学会走路。如果需要奔跑，妈妈或爸爸会带着孩子一起。因此，相对来说，人类乳汁营养成分较低，婴儿需要频繁吮吸。有时候，婴儿一天最多需要吮吸 7 至 12 次。

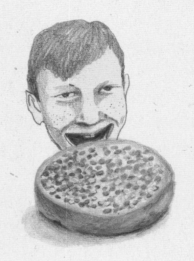

### 💡 糖珠面包

女人刚生下孩子后，会收到很多美食，帮助她恢复身体并确保产奶量。邻居们会派孩子送来一块杏仁膏、美味肉块或其他并非人人都买得起的营养食物。作为回报，孩子也会得到一些美食，通常是甜品，比如一片奶油饼或糖珠面包。

"孩子拉出糖粑粑"的说法就是关于新生儿的。

在佛兰德斯，一些与新生儿有关的甜食现在依然广为人知，比如，多种多样的糖豆。

在过去，母亲还会得到茴香酒（用茴香籽做的酒），因为据说茴香酒有助于催奶。将糖和茴香混合在一起，加上蓝色或粉色食品着色剂，可以制成糖珠。如今，在荷兰，家里有孩子出生后，人们依然会吃糖珠面包（把糖珠洒在面包上）。

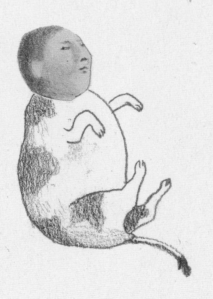

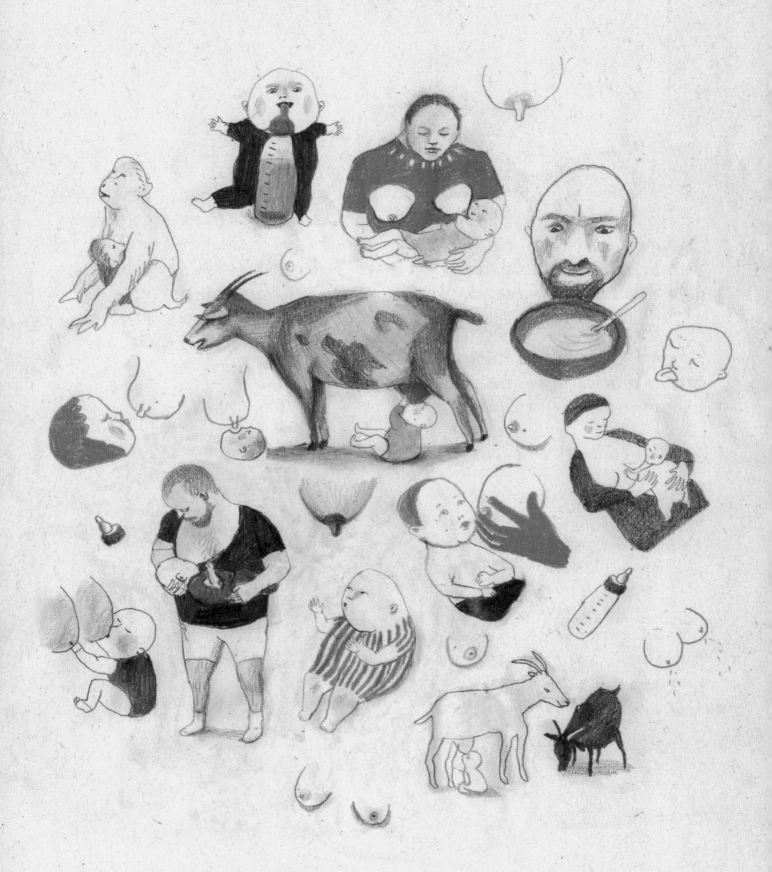

# 奶娘、山羊奶和父乳

有时，母亲会奶水不足，如今可以用婴儿奶粉代替，但在过去这是个大问题。富裕人家会雇用一个自己有孩子的妇女，为婴儿提供多余的奶水。这样的妇女被称为"奶娘"。

奶娘必须符合许多要求：身体和牙齿必须健康。此外，最重要的是为人诚实、整洁、有信仰、冷静。因为人们认为母乳是由血液生成的，而这些品性都会流淌在血液中。如果奶娘是个悲观或不诚实的人，婴儿喝了她的奶水，长大后也会变得容易悲伤或喜欢撒谎。

穷人家庭雇不起奶娘，但可以依靠动物妈妈。山羊奶对于人类婴儿来说很容易消化，因此，过去的父母会在羊角杯中盛满山羊奶，让婴儿从这个"奶瓶"中喝奶。

有时，母山羊还会收养人类婴儿。在过去，一些父母让婴儿直接从山羊乳房上吸奶。母山羊会平静地站在那儿，好像这个婴儿是自己的孩子一样。一位法国医生甚至声称，母山羊在听到她收养的婴儿啼哭时，会自己跑到婴儿床前，用角把毯子掀开，跨在婴儿床上，让婴儿喝奶。

除了由母亲、奶娘或山羊喂养婴儿外，父亲有时也会代劳。在中世纪，父亲们会在小煎锅里用牛奶和面粉制作一种软食，然后耐心地一勺一勺喂到孩子嘴里。吃了这种"父亲软食"，孩子会很快长得又高又壮。

除了父亲软食外，几乎没人知道的是，父乳同样存在。男人没有乳房，但在皮肤下面也有生产和运输乳汁所用的全部组织和细管。只有女人能够哺育婴儿，这一事实是由于催乳素导致的。母亲体内含有大量催乳素，而父亲则只有少许，所以无法产生乳汁。不过，如果父亲服用了某些药物或者患有乳溢症，他的乳头上就会流出乳汁。婴儿可以直接从乳头上喝奶，因为父乳和母乳并没什么区别。

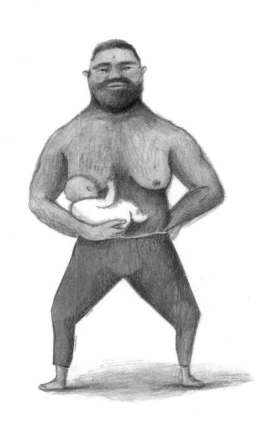

# 婴儿已经知道以及能做的事情

终于，你看到了它：这个全新的婴儿。你的小弟弟或小妹妹。这个在 9 个月内从一小团细胞变成一个完整人类的奇迹。但是，当你站在摇篮边上，你会想：就是他吗？他睡觉，拉屎，撒尿，啼哭，喝奶，顶多打个饱嗝。除此之外这个小家伙还有什么本领呢。不过，事实上，婴儿知道和能做的事情比你认为的要多很多。

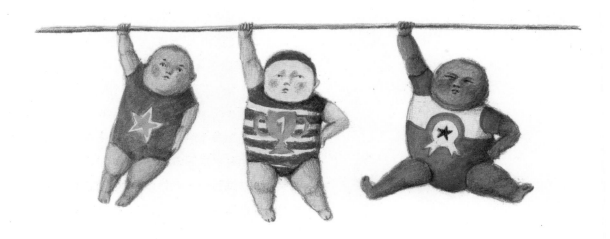

## 婴儿能做的事情

### 抓取

将你的手指放到婴儿手上，婴儿会抓住它，那 5 个小手指有着惊人的力量。有个名叫路易斯·罗宾逊的人很想知道婴儿手指的抓力到底有多强大。1891 年，他想到一个实验（你可以拿你的弟弟或妹妹做这个实验）：把婴儿悬挂在单杠上，看他们能坚持多久。大多数婴儿可以坚持至少 10 秒钟，但有一个小壮汉坚持了两分半钟之久。

所有婴儿都具备抓握反射能力。这是远古时期遗传下来的本领，那时候母亲们的毛发比现在要茂盛得多。

婴儿可以抓住毛发，骑在母亲背上。现在，小猴子仍然可以做到这一点。哦，对了，小猴子的抓力比人类婴儿强得多。一只猴子可以悬挂在树枝上长达 7 分钟至 33 分钟，甚至单手就可以做到。

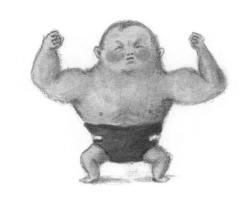

### 踢腿

当你抱着一个不满两个月的婴儿，让他的双脚触及地面，他会开始踢腿。他是在练习奔跑吗？有可能。但我们也不能确信。

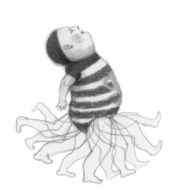
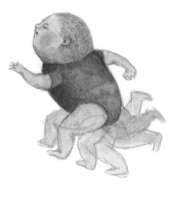

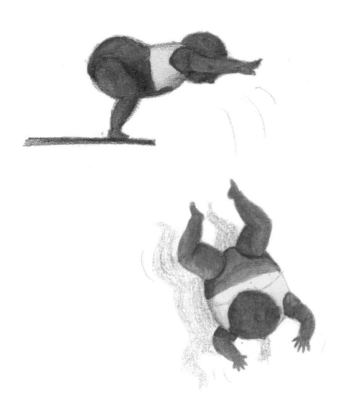

### 游泳

如果你抱着婴儿的肚子把他放在水中，他会自动屏住呼吸并做出游泳的动作。虽然从来没有学习过，但婴儿知道落到水里后该做什么；不过，请不要拿你的弟弟或妹妹试验……此外，这种游泳反射会在婴儿 5 个月大之后消失。所以，你还得去游泳课上学习……

## 婴儿已经知道的事情

### 自己的母亲是谁

胎儿在子宫里已经了解了母亲的声音。而且，即便是刚出生仅半天的婴儿，也可以识别出母亲的面孔。在一家苏格兰医院进行的相似人实验证明了这一点。这个实验中，母亲坐在具有相同发型、相同肤色的女人身边，尽管新生婴儿的视力不佳，但他们并没有上当。他们盯着自己母亲看的时间最长。

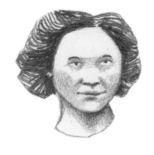
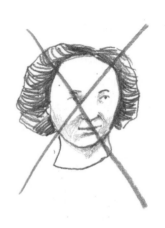

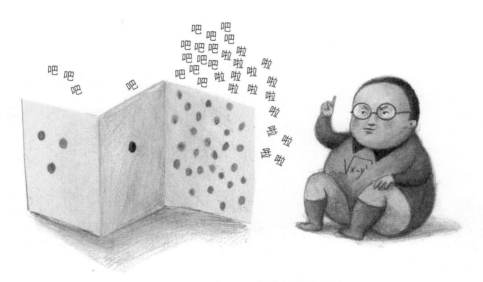

## 多和少的区分

你只有上学后才会学习计数。但是，出生仅数小时大的婴儿已经有了多和少的区别认知。研究人员通过一个小测试发现了这一点。他们对着新生婴儿说出诸如"吧"或"啦"之类的无意义的词汇，有时连续说 7 次，有时只说 2 次。同时，他们向婴儿展示一张画了黑点的白纸。有时，黑点数和词汇数一样，有时不一样。结果呢？当黑点数和词汇数一样时，婴儿盯着白纸看的时间明显要长一些。似乎他们在想：这是对的。

## 你所说的语言

新生婴儿在数月之后才能说出第一句话。但是，他在子宫里已经听到足够多的声音并了解了自己的母语。研究人员通过向婴儿播放几种不同的女性声音发现了这一点。播放的声音中，有的说英语，有的说西班牙语，有的声音愤怒，有的声音愉快。

婴儿们更喜欢听愉快的声音。他们会睁开眼睛，把头转向喇叭。但是，只有播放的声音与母亲所用语言一致时才行。

婴儿哭泣也会用自己的语言。当法国婴儿哭泣时，起音较低，然后逐渐变高。而德国婴儿则刚好相反。这意味着婴儿非常注意倾听周围人的说话声。比如，法语和德语中的"谢谢"分别为：

谢谢　　　　　　　　　　谢谢

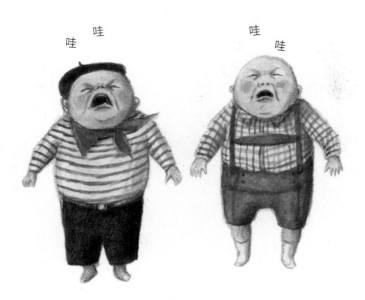

## 别人的感受

如果一个婴儿开始啼哭，其他婴儿马上就会跟着啼哭。家里有多个婴儿的父母对这一点深以为然。但是，当你捂住耳朵，认真思考一下，你会有个重要发现：婴儿可以了解别人的感受。

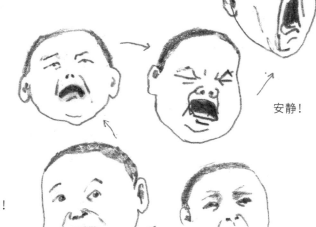

哦，不，不要！

安静！

还有你！

你呢？

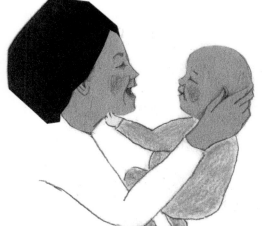

如果感到饥饿或疼痛，你会啼哭。所以，别人啼哭时，也是因为感到饥饿和疼痛。这是很可怕的事情，所以，你也会开始啼哭。

幸运的是，反之亦然。如果你对着婴儿微笑，他也会报以甜甜的微笑。

# 婴儿如何学习说话？

新生儿一时还不会说话，这一点他需要学习。婴儿在子宫里已经听到很多声音，但很长时间以后，他才会明白人们在说什么并自己开始尝试说话。

在此之前，婴儿必须多听多看，因为这是婴儿理解事物的方式。当爸爸发出"奶瓶"的声音时，他总会拿起奶瓶，我就有奶水喝。所以，当我想喝奶时，我就必须说"奶瓶"。

事实上，喝奶是婴儿学习说话的一个很好的练习过程。因为婴儿喝奶时会同时练习嘴部动作，这是以后发声的必要条件。

## 说出"妈妈"和"爸爸"

婴儿说出的第一个词语通常是"妈妈"或"爸爸"，而非"叉车"或"长除"。从逻辑上讲，这是因为"妈妈"或"爸爸"更容易说出来。这两个词语和婴儿之前已经能胡乱发出的声音很类似，比如："嘎嘎"或"达达"。然后，纯属巧合下，发出了"妈妈"或"爸爸"的声音。但是，这时妈妈和爸爸会以欢呼雀跃的声音回应，婴儿很快意识到，妈妈和爸爸，就你俩了！

由于婴儿胡乱发出的声音大致相同，所以很多语言中的爸爸和妈妈有类似的发音。无论是荷兰语、波兰语、英语、塞尔维亚语还是斯瓦希里语，"妈妈"的发音都一样。而"爸爸"在希伯来语中是"阿爸"，在西班牙语中是"阿帕"，在孟加拉语中是"巴巴"，在罗马尼亚语中是"塔塔"。虽有多种变化，但听起来都类似。唯一的例外是日语，日语爸爸的发音是"七七"。

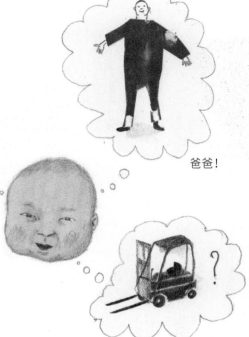

爸爸！

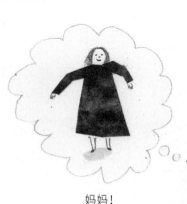

妈妈！

## 妈妈语

大多数女人在看到婴儿之后会有一种奇异的反应。忽然之间，她们不正常说话了，而是换成一种怪异的、尖锐的嗓音。

**"欧欧，好一个小甜心！**
**好一个小宝贝！**
**对，你！你！真是个小乖乖！**
**噗喊—— 噗喊—— 噗！"**

如果你的母亲这么做，即使周围是你的朋友，你都会尴尬得想要钻到桌子底下，但要记住：她是情不自禁的。

说妈妈语是女人的天性，并且她们做得很好。婴儿喜欢听这种高音调的声音，所以当妈妈用尖锐的嗓音说话时，婴儿会注意到。而且，由于妈妈说话语速很慢，句子简短，婴儿会更容易学会词语和句子。

" 这就是你学习说话的方式，
对吧，我的小金花？
说得和妈妈一样好。
噗喊 —— 噗喊 —— 噗！"

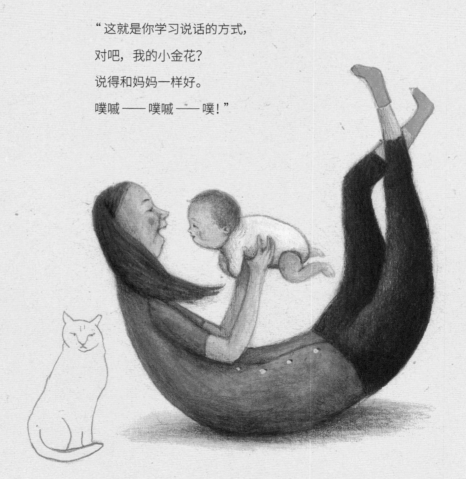

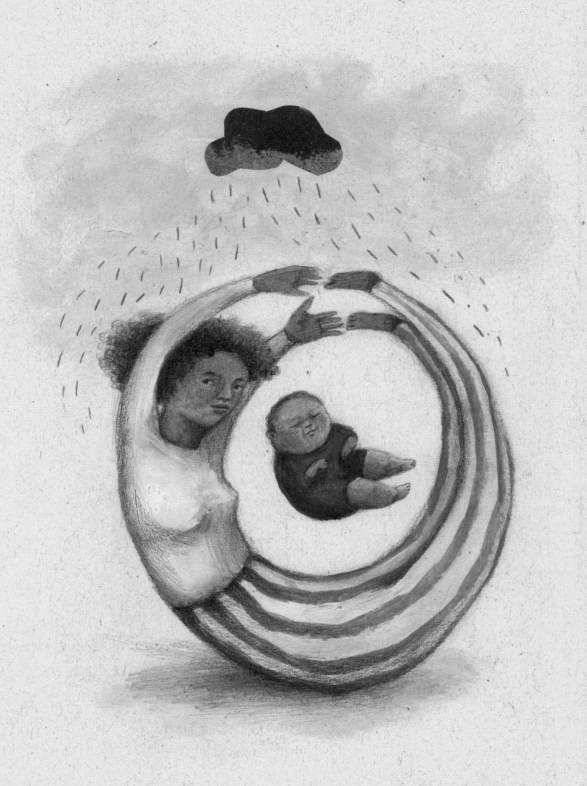

# 如何保护你的婴儿?

他来了，就在母亲的怀抱里。这个大家等待了 9 个月之久的新人类。他有两只眼睛、两个耳朵、一个鼻子和一张嘴。还有两条胳膊、两条腿。每只手上长着五根手指，每只脚上长着五根脚趾。一切都分毫不差，一切都完美无缺。

但是，他的一切都是那么小巧，眼睛、耳朵、胳膊和腿，还有小手指和小脚趾。

婴儿是脆弱的，特别是生活在不稳定世界里的母亲们对这一点尤为了解。400 年前，1/4 的孩子活不过 1 岁，他们会死于麻疹、腹泻或营养不良等疾病。有些医生甚至认为，童年就是一场长期疾病。只有长大成人了，才能摆脱这种困境。不过，也不尽然。

幸好有了疫苗接种、更好的药物以及更好的营养，一切都得以改变。可惜，也并非所有婴儿都能拥有漫长且幸福的人生。

即使处于艰难时刻，父母都希望给孩子最好的。不管怎样的疾病，父母都会竭尽全力保护婴儿。

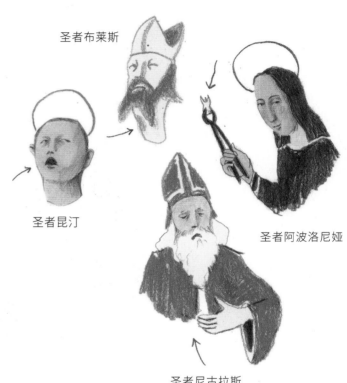

圣者布莱斯

圣者昆汀

圣者阿波洛尼娅

圣者尼古拉斯

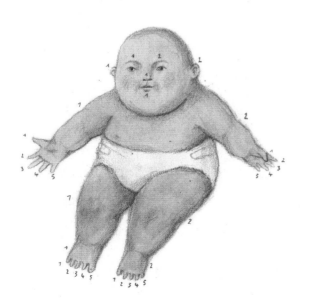

## 狗圣者吉内福和其他圣者

在中世纪，只要婴儿未受洗，就会面临严重危险。恶魔、女巫和妖灵随时虎视眈眈，就像白鸦在看着无助的虫子一样。因此，未受洗的婴儿最好不要离开母亲。而且，最好是待在床上，拉好窗帘，并由圣母玛利亚以及所有可能提供帮助的圣者进行保护。

吉内福（Guinefort）就是其中的圣者之一，他并非男人，亦非女人，而是一条狗。吉内福曾经从蛇口中救回一个孩子，他擅长搜寻被妖灵盗走的孩子。妖灵特别喜欢漂亮的人类婴儿，他们会偷走这些婴儿，并把自己皱巴巴、尖叫着的婴儿留下作为交换，这些妖婴通常已经 100 多岁了。

母亲可以通过在蛋壳中煮燕麦片来检验是否有妖婴。如果婴儿感到惊讶，并说"我比最古老的树木还大，但从没见过蛋壳里有燕麦片"，这时候就该求助狗圣者吉内福了。

除了吉内福外，还有其他圣者可以在婴儿有麻烦时提供帮助。圣者昆汀（Quentin）擅长治疗百日咳，圣者布莱斯（Blaise）擅长治疗咽喉痛，圣者阿波洛尼娅（Apollonia）擅长治疗牙痛，而圣者尼古拉斯（Nicholas）擅长治疗胃痛（也许是吃了太多饼干之故）。

如果你依然不放心，可以在婴儿床边上悬挂一把剪刀。毕竟，铁器可以吓跑恶灵，铃铛声音也有此效果。如今，我们会在摇篮上挂上色彩缤纷的婴儿挂件和音乐盒的行为，就是从这种古老信仰中流传下来的。

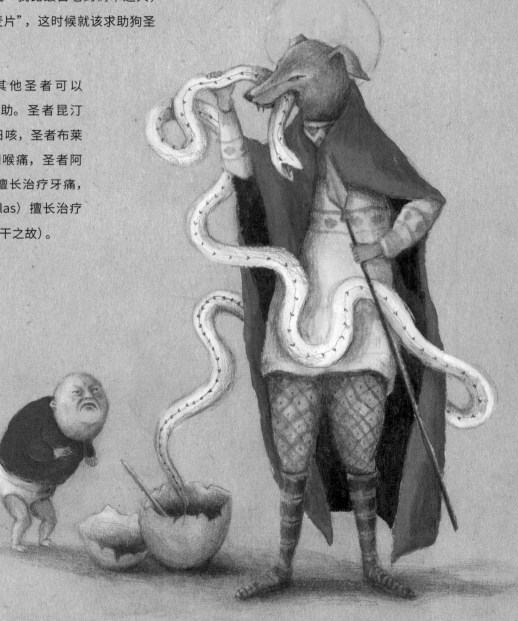

## 我的孩子名叫丑鼠

过去，婴儿的名字要一直保密，直到受洗那天。牧师是第一个大声说出婴儿名字的人。只有当婴儿受到圣水保护之时，公开名字才不会引发危险。名字是人的一部分，就像头发和脚指甲一样。如果身体的一部分被愤怒的女巫抓住，她们就会施加魔法。

为了保护婴儿免受恶灵侵害，在越南，有些父母会给出生几个月的婴儿取别名。越南儿童通常有很漂亮的名字，比如"华美""平和"或"奇迹"。但是，恶灵会嫉妒这些漂亮的名字……所以，华美、平和或奇迹在生命最初几个月一般被叫作"丑鼠"，甚至"屎蛋"等。

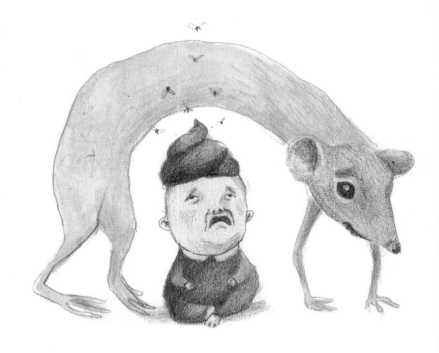

## 长着驯鹿耳朵的婴儿

怒灵很容易受到愚弄。全世界的父母都充分明白这一点。

楚科奇人是西伯利亚的原住民，他们会给婴儿戴上饰有驯鹿耳朵的帽子，这样恶魔就会将婴儿误认为小驯鹿。

在伊斯兰世界，有一种怒灵名叫吉恩（Jinn），它喜欢睡在温暖的婴儿床上。那里的人类母亲更加聪明，她们会在婴儿眼皮上涂以黑色眼影。这样他们看起来就不像孩子，反而像小老人了。此外，这些黑色眼影还能帮助抵御同样想得到漂亮婴儿的精灵妈妈的邪恶之眼。

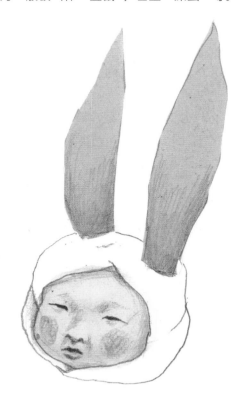

## 揉搓成一个结实的婴儿

无论你是否相信鬼魂的存在，对母亲来说，确保孩子健康才是最重要的。非洲母亲从最早就开始行动了。婴儿刚出生后，母亲就会把他放到和自己身体一样温暖的水里沐浴。水里还会添加几种健康草药。艾孢牡芭（ebbombo）有助于防止咳嗽，孢牡芭（bbombo）可以预防感冒，而呐咪芮蓓（namirembe）可以安抚哭泣的婴儿。

沐浴之后，婴儿需要喝一汤匙浴水作为药物，接着母亲会给他进行全身按摩。母亲在婴儿皮肤上抹好精油，反复揉搓，并拉伸他的胳膊和双腿。这样，经过

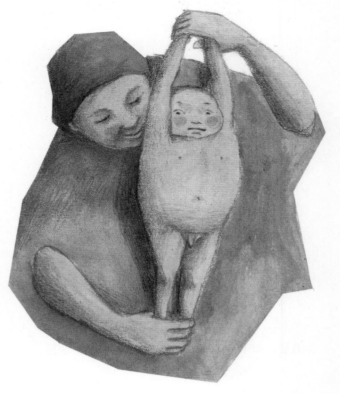

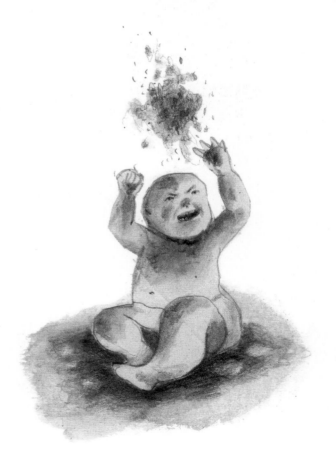

揉搓之后，皱巴巴的婴儿就会变得既美丽又结实。而且，这可不是一个短暂拜访之后又要返回精灵世界的陌生人，而是一个要长期留下来的孩子。

## 脏孩子才健康

在世界上一些非常寒冷或干燥的地方，孩子越少洗澡越好。父母担心孩子因洗澡而感冒，或因太干净、闻起来太香而被怒灵绑走。在过去的也门，孩子两岁大时才洗一次澡。太脏？呃，太干净了反而会不健康。如果孩子在一个散发着玫瑰花香、没有任何灰尘和污垢、也没有宠物的房屋里长大，他会比在脏一些环境中长大的孩子更容易患过敏症。

# 装满野牛粪便的尿布 —— 母亲如何保持婴儿清洁？

婴儿有个不便之处就是，数年之后，他们才能独立上厕所（并学会自己擦屁股）。在此之前，父母只得帮助他们，或者由倒霉的哥哥或姐姐代劳。在世界各地，无论哪个年龄的母亲，都会想办法保持孩子清洁，现在多数人都习惯使用一次性尿布，它确实非常管用！

### 非洲

非洲婴儿历来很少穿衣服。他们裸露着屁股坐在母亲手臂上或者婴儿背包里。当母亲对婴儿了如指掌后，她会根据婴儿发出的声音准确判断他是否要拉屎。如果真要，母亲会张开双脚让婴儿蹲在上面，之后，用沙子或树叶擦拭一下就完事了。

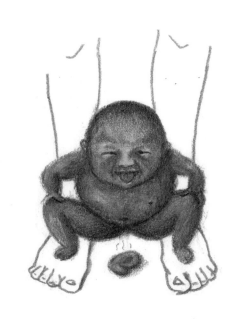

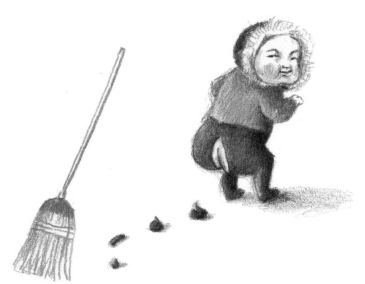

### 北极

因纽特人的婴儿从不穿尿布。仅仅在裤子上开个缝，婴儿可以通过这个缝来拉屎撒尿。如果他们拉到了屋里，用笤帚打扫干净就可以了。

## 中国西藏

在西藏高原上，野牛是人类最好的朋友。你可以用牛毛来做温暖的衣服，可以喝牛奶，还可以将牛粪用作燃料。此外，干燥的牛粪还会被磨成粉末，这种粉末具有和尿布一样好的吸水性。这也是其用途所在：作为婴儿所穿尿布的吸收层。这种干燥的牛粪不会散发臭味，至少不比脏尿布差……

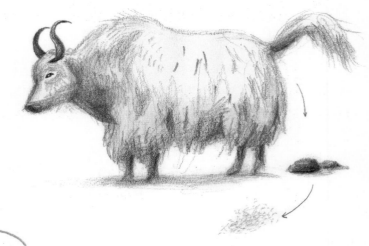

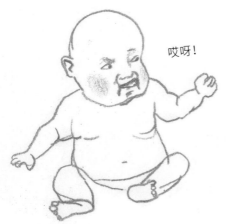

哎呀！

## 美国 🇺🇸

霍皮族人用薄树皮制作婴儿尿布。它具有极好的吸水性，而且可以用沙子迅速擦洗干净。用完后在太阳下晒上一会儿，马上又可以重复使用。真是又免费，又可重复使用，还环保！

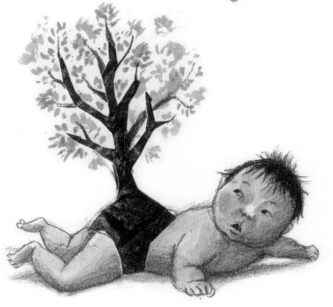

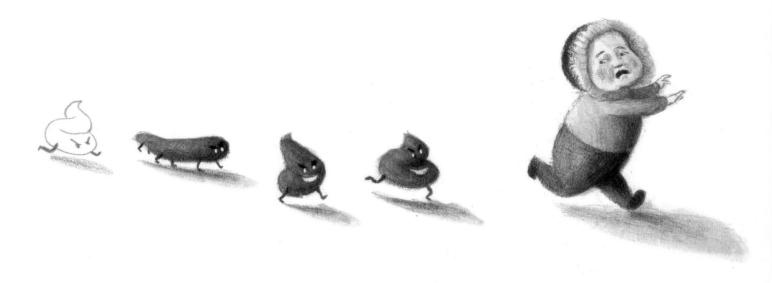

## 法国 🇫🇷

在 19 世纪，法国有一位发明家认为自己找到了解决脏尿布问题的完美方案：在婴儿床里铺满糠壳（谷粒外层的保护壳）。如果婴儿在床上撒尿，糠壳就会凝结成小球，用铲子可以轻易取出。简而言之，一种婴儿专用"猫砂"！

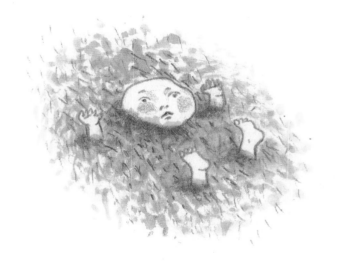

不过，这个"猫砂"发明最后以失败告终了，因为糠壳很容易沾到婴儿身上，用不了多久就会弄得到处都是。况且，婴儿会把糠壳往嘴里塞，妈妈们还会担心婴儿像个大抓斗一样消失在糠壳中。所以，婴儿专用"猫砂"的发明者未能因此发家致富。

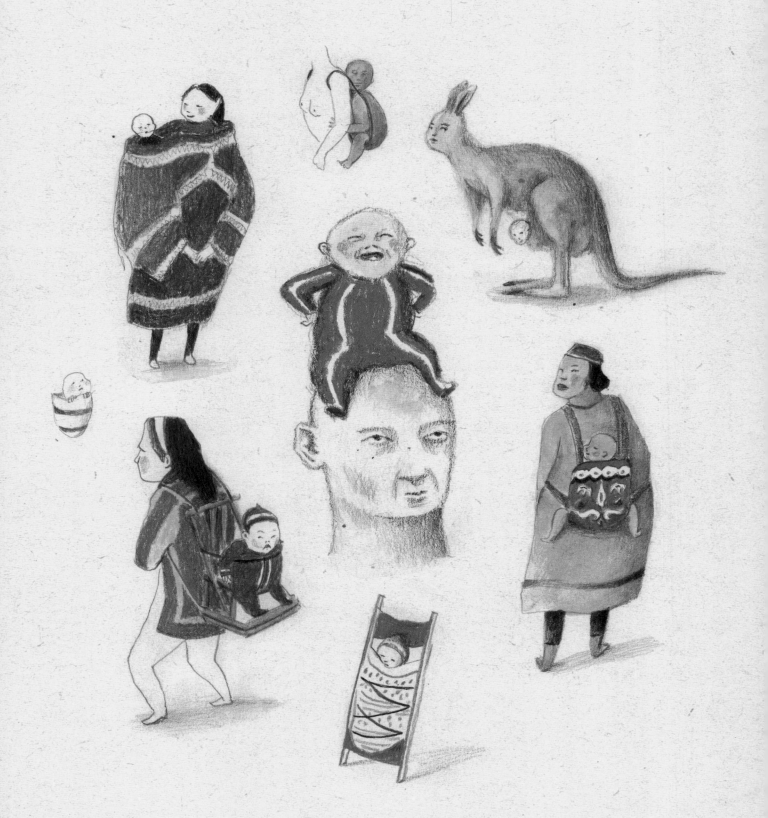

# 带婴儿

人类婴儿一出生就是由母亲带着的。这一点和猴类很相似。小猴子出生的第一件事就是抓紧自己的母亲。曾有一个令人十分伤感的实验，人们把小猴子从母猴身边抓走，单独扔进笼子里。小猴子缩成一团，瑟瑟发抖，模样可怜至极。

人类和猴子的婴儿需要父母在身边才会觉得安全。如果都不在，小家伙会马上切换到生存模式。不再玩耍，不再探索，不再环顾四周。只是呆呆地坐着！一动不动！似乎一切要等妈妈回来才会重新启动。甚至连生长都会变慢。

猴子和人类都喜欢带着孩子。但由于人类没有猴子那样可以让婴儿抓住的皮毛，所以只好想别的办法。于是，我们变成了袋鼠！

在发明婴儿车之前，大多数孩子都是装在布袋或围巾里。如今，许多母亲依然认为这是最便捷的方法。她们可以这样带着孩子逛市场或去工作，走过铺满鹅卵石的路面，登上数百级台阶。对于婴儿来说，这种布袋感觉很熟悉：就像母亲的第二个肚子一样，不过，从中他还可以安全地观察这个世界。而且，他随时可以喝奶，因为母亲的乳房就在附近。

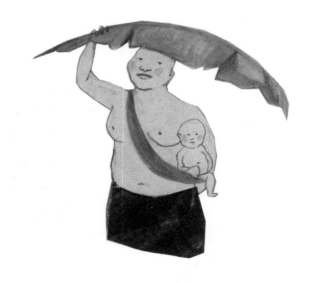

## 中非共和国 🇨🇫

在阿卡族人中，不仅母亲会带婴儿，整个家庭都如此。如果轮到父亲、哥哥或姐姐了，他们会用结实的植物纤维制成吊兜，婴儿可以坐在里面。这样，他们可以一只手护着吊兜，另一只手腾出来做杂务。如果阳光太强烈，他们还会用香蕉叶做成保护伞盖在婴儿身上。

## 新几内亚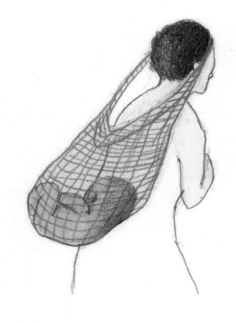

新几内亚土著人用棕榈树根编织成一个网兜，用来装婴儿。这个网兜甚至可以使用终身：最初是个婴儿兜，之后成为装水果、动物或工具的便携筐，等主人年老而死后，这个网兜还会和他埋葬在一起。

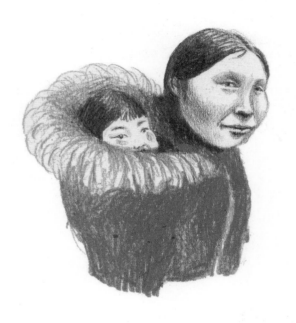

## 北极

因纽特人将婴儿放到母亲的大衣兜帽里。新生儿待在里面，如同坐着移动的摇篮，既温暖又隐蔽。随着婴儿一天天长大，他开始能从兜帽边缘向外窥探。就这样，婴儿跟随母亲一起旅行，了解外面的世界。

如果母亲想坐下来和女伴们聊天，她会把婴儿从兜帽里抱出来，放进一只大靴子里。不论婴儿多么小，他都有自己的位置：不在单独的房间里，也不在单独的摇篮里，而是在一群大人和小孩子中间。

## 东非

"一个人就是一个民族"，东非人如是说。在那里，人们的家庭观念和北极因纽特人一样重要。没有人可以独立生存，每个人都需要别人的帮助。

类似的格言在非洲传统服饰坎加上随处可见，坎加是一块色彩斑斓的花布，可以用作裙子、短裤或吊带。每块坎加上都写有一句话。如果作为一件礼物，这句话则可以是某个建议，这样你每天穿着坎加时就可以随时想起。

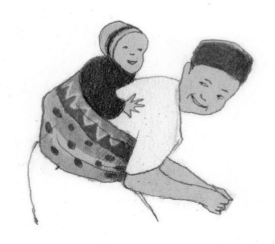

对母亲来说，婴儿尿布一点儿也不臭。

无论什么情况下，母亲都疼爱自己的孩子。

孩子就像一块价值连
城的宝石，但也是个
沉重的负担。

孩子是母亲最大的财富，
但养育孩子着实不易。

如果从孩子手里拿走
刀具，记得给他一根
木棍玩。

要让孩子远离危险，但不要
太过严厉。

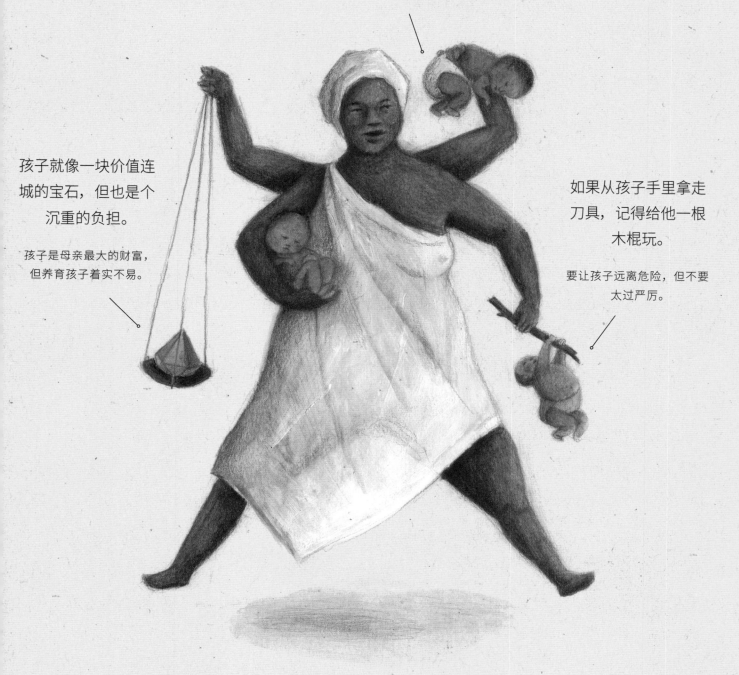

好母亲比世界上所有老师加起来都重要。

这个不言而喻。

# 你是谁？——名字的含义

父母通常会花很长时间来为孩子取名字。名字必须起得既漂亮又合适。名字与人息息相关，每个名字都有独特含义。比如，常用名"索菲（Sophie）"意为"智慧"，而"托马斯（Thomas）"意为"双胞胎之一"，诸如此类！

有些名字讲述了一个完整故事。在布基纳法索，孩子可以取名为"先生脚"或"市场"，分别讲了孩子的出生方式和出生地点。还有个带有悲剧色彩的名字叫"死亡虚惊"，表示母亲希望婴儿能幸运地活下来。

犹太人通常会以已故家人的名字来称呼自己的孩子，比如，已故的爷爷或奶奶。通过这个美好的方式，让祖辈继续活在孙辈心中。同时，父母希望孩子可以继承已故家人的美好品质。"我们的以赛亚唱起歌来跟他爷爷一样动听！"

在荷兰和比利时，名字亦是代代相传。此类名字数量并不多，而且变化不大。从遥远的中世纪直到 20 世纪，荷兰人常用的 10 个名字如下：

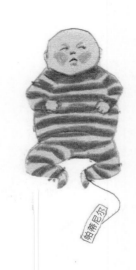

约翰尼斯

德克

玛丽亚

科内利斯

威廉

杰勒德

彼得鲁斯

雅各布

阿德里安努斯

安娜

在一个家族或村庄里，当有许多人重名（都叫约翰尼斯或安娜）时，就变得难以区分了。约翰尼斯，你是说哪个约翰尼斯呢？这种情况下，人们想到了为他们取个昵称。其中一个约翰尼斯变成了约翰尼斯·大肚子（因为他有个大啤酒肚），另一个约翰尼斯成了约翰尼斯·鸡蛋（因为他的脑袋像鸡蛋一样光滑），第三个约翰尼斯成了约翰尼斯·绅士（因为他总是衣着光鲜），第四个约翰尼斯则成了约翰尼斯·大胡子（原因你猜得到）。

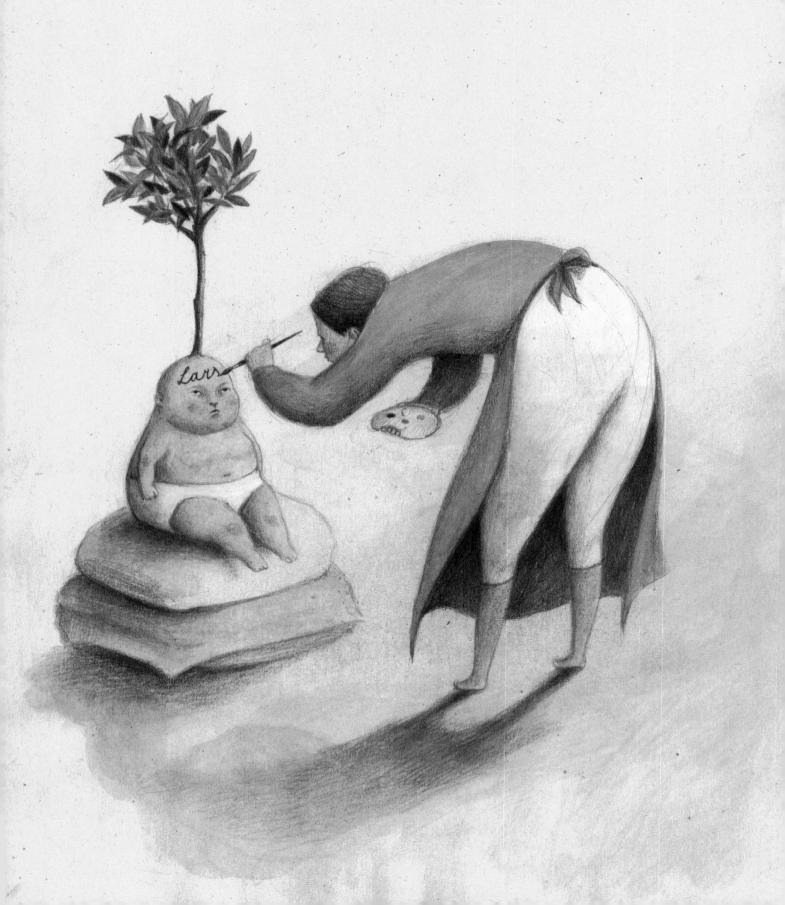

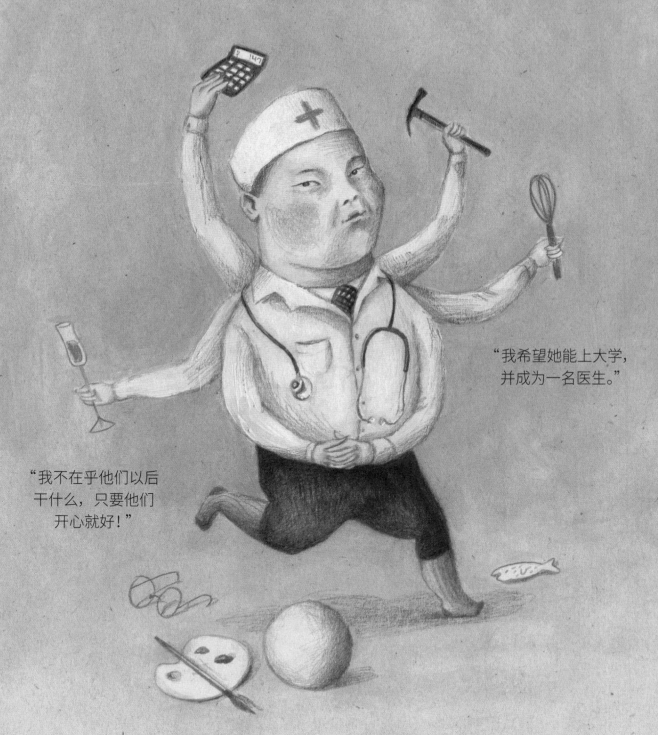

# 你将变成什么样的人？—— 憧憬未来

对于新生儿，父母常常心怀多种希冀。婴儿长大后会成为什么样的人呢？他会想要什么呢？这一切自然无从知晓，但并不妨碍父母们憧憬未来……

## 富有且出名

在韩国，当婴儿满 100 天时，家里会举办大型宴会。在婴儿面前的桌子上，父母会摆上各种美味食品：彩色米糕、水果以及糖果等。宴会最精彩之处是让婴儿选择自己未来的仪式。父母在桌子上摆放代表各类工作的物件。如果婴儿抓起听诊器，则未来他会成为一名医生；如果婴儿选了一个球，则未来他会成为一名运动员；如果婴儿开始吮吸麦克风，那未来他会成为一名著名歌手。

如果婴儿把手伸进装满米粒或硬币的碗里，则未来会有双重好运：他会既富有且出名。

这种仪式在世界各地普遍存在。在亚美尼亚、爪哇岛和美洲土著人中，婴儿都会"选择"自己的未来。当然，父母有时候也会作弊，特意将代表最有前景工作的物件摆放到婴儿眼前。

在中国瑶族，父母会给婴儿戴上幸运帽，上面有三个大大的红色绒球，分别象征三个愿望：幸运、富有和长寿。

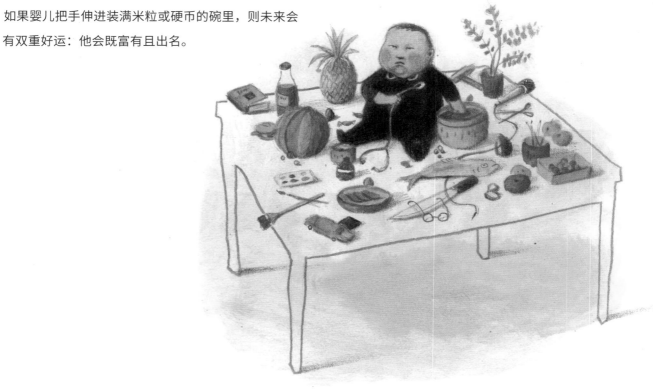

## 啼哭比赛

在日本，人们相信，婴儿的眼泪会带来好运。当地有一种说法，"啼哭的婴儿长得快"。所以，日本人会组织婴儿啼哭比赛，每组队员由一个婴儿和一个相扑选手组成。每个高大、强壮的相扑选手都怀抱一个婴儿，大喊"快哭，快哭！"，并对孩子做鬼脸。第一个啼哭的孩子就是胜利者，将来也可能变得高大、强壮。但是，有些婴儿很不配合，他们在整场比赛中从头睡到尾。

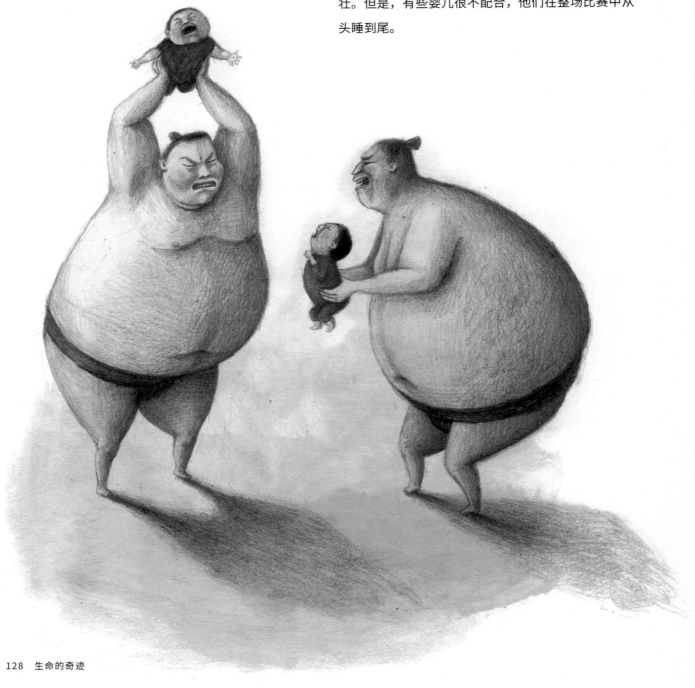

## 供奉仙女

在 17 世纪的法国，父母们曾用另一种方式来为孩子祈求美好前程。他们相信善良的仙女，比如《睡美人》中的仙女。他们会举办宴会，并摆一张桌子，放上三个酒杯、一壶酒和三块白面包，点上一根蜡烛。作为对宴会的回报，仙女们会为孩子祝福。

在那个时候，据说，如果孩子是在日落时分降生的，则他会度过童话般美好的一生：长寿且幸福。然而，如果孩子是午夜"巫师时分"降生的，则一生会如同恐怖故事一样充满挫折和不幸。如果是正午吃饭时分降生的，则一生都会肠胃不适。

此外，家里已有多少个兄弟姐妹也会决定你的未来。最小的孩子，也就是未来最年轻的那个，一般身体会比较瘦弱，头脑却很聪慧，是个真正的"小拇指"（指童话故事中一个又小又聪明的男孩）。而排行老七的儿子或女儿一般拥有特殊才能。他们可以用双手来为人们疗伤，甚至会变魔术。这种天生好运的人不需要仙女也会幸福快乐！

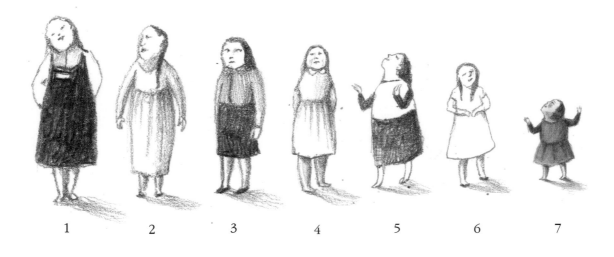

1        2        3        4        5        6        7

# 世界各地的摇篮曲

当婴儿是一份"全职工作"，因为他所做的一切都是初次尝试，无论是拨弄自己的脚趾头，拉扯父亲的胡须，还是抚摸一只小狗。一天结束时，婴儿会因所有这些事情而筋疲力尽，甚至无法安然入睡。

当婴儿在摇篮中啼哭不已，无法入睡时，父母会为他唱起摇篮曲。轻柔舒缓的歌曲能够帮助婴儿平静下来。同时，操劳了一天的父母也会从中受益。如果你仔细去听，父母有时候也会为自己哼唱摇篮曲……

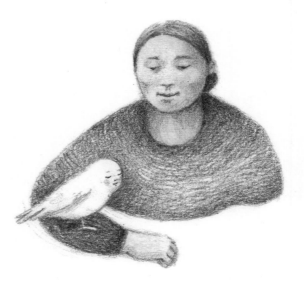

在棕榈木制成的摇篮里

有我亲爱的小宝贝

在竹木制成的摇篮里

有我亲爱的小宝贝

他睡着了吗

在这个木制摇篮里

我的小宝贝啊

他何时会醒来

（印度）

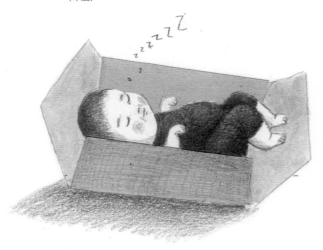

安静下来，我的宝宝

别让妈妈感到气恼

妈妈只想抱你入睡

你的屁股已经擦干

你的肚子已经很饱

现在到了睡觉时分

让我们和小鸡一起入眠

你就是我脏脏的小鸡仔

我的小天使

别把你的床铺弄脏

我们的毛毯实在不多

这一点儿都不公平

对妈妈来说，这些事情很辛苦

（法国）

从前有只小白兔
躺在床上睡不着
整晚上都睁着眼
直到黎明将来临
兔子妈妈轻声唱

亲爱的兔宝宝
快点入梦乡
闭上你的眼睛
飘到白云上
去吃胡萝卜
直到醒来时
月亮已走远
你在摇篮里，露出甜甜的笑

（阿根廷）

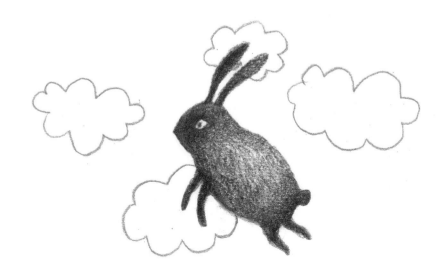

小鸡仔，叽叽叽
肚子饿得咕咕响
冷风吹来直哆嗦
母鸡觅食回鸡窝
喂饱她的小宝宝
窝里变得暖洋洋
母鸡双翅呵护下
小鸡仔，快安睡
明天天亮再出来
母鸡咯咯催入梦
待到公鸡打鸣时
太阳准时升起来

（中国）

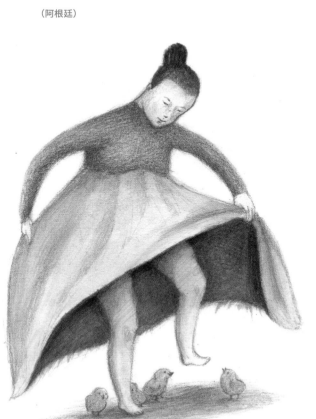

# 词汇表

**免疫细胞**

血液中用以保护人体免受细菌侵害的细胞。

**过敏**

身体对某种物质（如植物的花粉或坚果中的物质）产生强烈反应，引起打喷嚏、发痒或重病。

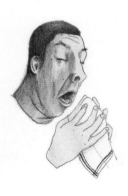

**羊水**

子宫里婴儿漂浮在其中的液体。

**抗体**

人体内产生的一种用来杀死病菌的物质。

**细菌**

一种存活在人体内、肉眼看不见的生物。细菌分两种，一种对人体有益，一种对人体有害，可引起疾病。

**钙**

人体维持健康所需的一种物质，摄入后可促进骨骼和牙齿生长。

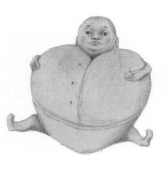

**细胞**

人体的微小组成结构。

**宫颈塞**

用来关闭子宫颈口的黏液塞

**初乳**

女人分娩后随即从乳房里分泌的液体，产生于母乳之前。

**宫缩**

子宫肌肉收缩，可将胎儿从中推出。

**卵细胞**

女性生殖细胞，与精子结合后可长成胎儿。

**胚胎**

人类或动物在其生长发育期前三个月的未出生幼体。

**乳溢**

在未怀孕的情况下，从乳头中流出乳汁。男女均可出现此情况。

**腺体**

产生某些物质的器官。例如：唾液腺产生唾液，乳腺产生乳汁。

**圣水**

教堂里用的加持水。人们还相信圣水可以帮助消灾免难。

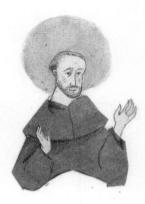

**免疫**

不易患某种疾病。如果人接种了麻疹疫苗，则不会患上麻疹，对麻疹产生了免疫力。

### 铁

生存所需的一种物质。人体可利用铁和其他物质制造红细胞。

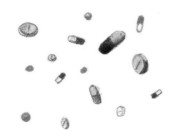

### 肾

将血液中有害物质过滤出去并产生尿液（小便）的器官。

### 肝

在食物消化和血液净化中起重要作用的器官。

### 膜

包裹在羊水（胎儿漂浮在其中）袋外面的一层。

### 矿物质

人体维持健康所需的物质，例如：钙和铁。

### 母语

人们一出生就会说的语言。

### 诺贝尔奖

对于为人类权利而努力奋斗的科学家、作家或其他人所设的重要奖项。

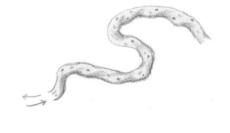

### 器官

具有某些特定功能的身体部位。例如：心脏用于供血，肠子用于消化食物。

### 氧气

人体从空气中吸入的一种气体，是人类生存所必需的。

### 寄生虫

从其他植物或动物身上窃取食物的生物。有些寄生虫寄居在体内，有些寄居在体表。

### 胎盘

怀孕期间生长于子宫内的一种器官，用来喂养和保护胎儿。

### 反射

无须思考即可做出的动作。

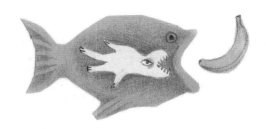

### 圣者

指死后因其善行而被封圣的人。你可以向圣者祈祷或请求帮助。

**纱笼**

马来西亚人当作衣服穿的一种围巾。

**萨满**

既是医生又是牧师的男人或女人。

**精液**

带有精细胞的液体，男子高潮时从其生殖器中射出。

**精细胞**

雄性生殖细胞。当精细胞与卵细胞融合后，可以长成一个胎儿。

**理论**

关于事物存在原因的科学解释。例如：达尔文的进化论。

**超声波扫描仪**

使用声波来"看到"人体内部结构的一种机器。

**脐带**

在胎儿肚子和胎盘之间进行连接的"线路"。母亲体内的物质通过脐带流到胎儿体内，反之亦然。

**子宫**

女性腹部孕育胎儿的器官。

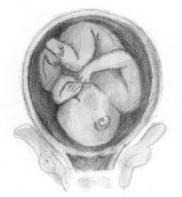

**阴道通道**

阴道通道是由骨盆、子宫开口和阴道（男女做爱时男子阴茎伸入其中）形成的。婴儿从此通道出生。

**病毒**

病菌，甚至比细菌还小。

**维生素**

人体维持健康所需的营养物质。维生素有多种类型，例如：维生素 C 可以预防感冒。

**奶娘**

负责照顾产后母亲和婴儿的妇女。奶娘会给年轻妈妈提各种建议，但不一定是对的，甚至可能是无稽之谈。例如："婴儿打嗝时，心脏会生长。"

**白细胞**

血液中保护人体免受侵害的细胞。

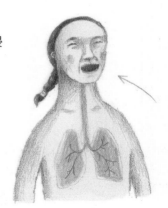

# 参考书目

**Armstrong**, Karen – *A short history of myth*, Canongate, 2006

**Bendefy**, Ilona (red.) – *The day-by-day baby book*, Dorling Kindersley 2012

**Blaffer Hrdy**, Sarah – *Moederschap, een natuurlijke geschiedenis*, Het Spectrum, 2000

**Blott**, Maggie (red.) – *The day-by-day pregnancy book*, Dorling Kindersley 2009

**Descola**, Philippe – *The spears of twilight, Life and death in the Amazon jungle*, Flamingo, 1997

**Dupuis**, H.M. e.a. – *Een kind onder het hart, Verloskunde, volksgeloof, gezin, seksualiteit en moraal vroeger en nu*, Meulenhoff informatief, 1987

**Ellison, Peter T.** – *On fertile ground, A Natural history of human reproduction*, Harvard University Press, 2001

**Fontanel**, Béatrice, d'Harcourt, Claire – *Babies, history, art and folklore*, Harry N. Abrams Inc., 1997

**Fontanel**, Béatrice, d'Harcourt, Claire – *Babys in den Kulturen der Welt*, Gerstenberg, 2016

**Geddes**, Linda – *Bumpology, The myth-busting pregnancy book for Curious parents-to-be*, Bantam Books, 2013

**Gélis**, Jacques – *Das Geheimnis der Geburt, Rituale, Volksglaube, Überlieferung*, Herder, 1992

**Howard**, Jules – *Sex on earth, A journey through nature's most intimate moments*, Bloomsbury, 2014

**Jackson**, Deborah – *Dochters van Eva, wijsheid van alle tijden over zwanger zijn, geboorte en moederschap*, Van Holkema & Warendorf, 2000

**Laderman**, Carol – *Wives and midwives, Childbirth and nutrition in rural Malaysia*, University of California Press, 1987

**Mason**, Laura (red.) – *Food and the rites of passage*, Prospect Books, 2002

**McConville**, Brigid – *On becoming a mother, Welcoming your new Baby and your new Life with wisdom from around the world*, Oneworld Publications, 2014

**Naaktgeboren**, C. – *Ouders en Kinderen*, Uitgeverij Ankh-Hermes, 1988

**Philip**, Neil – *Dorling Kindersley Myths and Fairy Tales Collection*, Dorling Kindersley 1999

**Pincott**, Jena – *Macht Schokolade Babys süsser?, Unerhörte Fragen und spannende Antworten für werdende Eltern*, Wilhelm Goldmann Verlag, 2013

**Roud**, Steve – *Monday's child is fair of face: and other traditional beliefs about babies and motherhood*, Random House Books, 2008

**Selin**, Helaine (red.) – *Childbirth across cultures*, Springer, 2009

**Strouken**, Ineke – *Beschuit met muisjes en andere gebruiken rond de geboorte*, Uitgeverij Kosmos, 1991

**Verdolin**, Jennifer L. – *Raised by animals: The surprising new science of animal family dynamics*, The Experiment, 2017

**Verdolin**, Jennifer L. – *Wild connection: What animal courtship and mating tell us about human relationships*, Prometheus Books, 2014

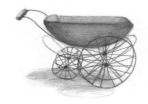

**作者简介**

洛特里·兹维格曼,荷兰知名文学作家,曾获荷兰"金猫头鹰文学奖"。语言生动有趣,富有想象力。

萨沙弗拉斯·迪布恩,比利时年轻插画家、平面设计师,2013 年毕业于安特卫普圣·卢卡斯艺术学院。她的绘画充满古典气息,线条简洁、轮廓清晰、色彩温暖,让人印象深刻。她专职为根特的儿童与青年剧院制作插画,同时进行自由创作和为别人的作品绘制插画。

**译者简介**

孟永文,山西晋中人,毕业于燕山大学外国语学院,热爱文化与翻译,现在是一名自由译者。